Eibe Hinrichs
Pflegewissenschaft

Pflegewissenschaft

„Praxisanleiter/ in und Mentor/ in"

Anleitungsprozess: Medizinische Pflege

Lernsituation: Blutentnahmen, Injektionen, Infusionen

Rediroma-Verlag

Bibliografische Information der Deutschen Nationalbibliothek:
Die Deutsche Nationalbibliothek verzeichnet diese Publikation in der Deutschen Nationalbibliografie; detaillierte bibliografische Daten sind im Internet über http://portal.dnb.de abrufbar.

ISBN 978-3-98527-609-7

Umschlagillustration:

www.rediroma-verlag.de
7,95 Euro (D)

Inhalt

1. Einleitung: Beschreibung der Rahmenbedingungen

1.1 Vorstellung des Themas/ Die Einrichtung

Das Thema befasst sich mit dem Anleitungsprozess der „Medizinischen Pflege“; hierbei soll auf die Lernsituation von Blutentnahme, Injektionen und Infusionen eingegangen und diese erarbeitet bzw. vertieft werden.

Der Ausbildungsbetrieb ist ein Krankenhaus der Grund- und Regelversorgung in einer ehemaligen Kreisstadt des südlichen Niedersachsens; es führt den Unternehmensnamen „Klinikum Hannöversch Münden GmbH“ und gehört einer ärztlichen Gemeinschaft, die neben diesem Haus noch ein weiteres Krankenhaus im Deister besitzt. Es wird privatwirtschaftlich von zwei angestellten Geschäftsführern geführt.
Eingebettet in eine schöne Landschaft hat das Klinikum eine bewegte jüngere Geschichte hinter sich, die u.a. in einer Fusion mit einem benachbarten Krankenhaus eines evangelischen Vereins und der Insolvenz der vorherigen Trägergesellschaft (Arbeiterwohlfahrt) basiert.

Das Krankenhaus als Akademisches Lehrkrankenhaus des Universitätsklinikums Göttingen (UMG) hält nachstehende Fachrichtungen für Patientinnen und Patienten vor:

- Allgemeine Innere Medizin/ Gastroenterologie
- Kardiologie
- Nephrologie
- Allgemein-, Viszeral-, Thoraxchirurgie
- Unfallchirurgie & Orthopädie, Sportorthopädie
- Gefäßmedizin
- Urologie
- Angiologie
- HNO
- Nierentransplantationszentrum
- Shuntkompetenzzentrum
- Dialysezentrum.

Abgerundet wird das Angebot durch eine sechs Betten umfassende Intensivmedizin und Intermediate Care Abteilung (IMC) - sowie einer Zentrale Notaufnahme (ZNA) und einer bereichsumfassenden Anästhesie-Abteilung. Daneben besteht ein Medizinisches Versorgungszentrum (MVZ) mit den Fachpraxen verschiedenster Fachbereiche.

Das Klinikum Hann. Münden (KHM) beschäftigt zzt. 431 Mitarbeiterinnen und Mitarbeiter (Oktober 2021); ca. 40 Auszubildende[1] werden zur Pflegefachkraft, Operationstechnischen Assistenten (OTA), Medizinischen Fachangestellten oder Kaufmann/-frau im Gesundheitswesen ausgebildet, wobei eine hohe Fluktuation während und nach der Ausbildung zu konstatieren ist. Erkennbar ist dies u.a. daran, dass die Schule seitens des zuständigen Ministeriums in Niedersachsen über 60 genehmigte Ausbildungsplätze zur Pflegefachfrau/ -mann erhalten hat; diese Plätze können aber nicht vollends besetzt werden oder reduzieren sich im Laufe der Ausbildung durch Lehrabbruch und werden wieder frei. Das Lehrpersonal besteht aus sieben Dozentinnen und Dozenten sowie einer Verwaltungskraft; von den Lehrkräften sind zwei Praxisanleiter, die die Ausbildung der Auszubildenden vor Ort während der dreijährigen Ausbildung - vorrangig am Lernort (am Bett der Patientinnen und Patienten) - begleiten und durch Reflexionsgespräche u.a. dafür Sorge tragen, dass die Schülerinnen und Schüler die Ausbildung erfolgreich beenden können. Alle Dozentinnen

---

[1] Im Text werden Schülerinnen und Schüler sowie Auszubildende und Auszubildender synonym verwendet. Die allein verwendete männliche Form einer Person implizit zumeist die weibliche.

und Dozenten haben einen bzw. mehrere fachliche Schwerpunkte; dies sind u.a. das Wundmanagement, das Fachwissen um die Erkrankung des Diabetes Mellitus', Palliative Care, Kinaesthetics, Nephrologie und die Dialyse, womit das Leistungsspektrum des Klinikums abgedeckt wird.

Nach eigenen Angaben setzt die Berufsschule folgende Schwerpunkte:

- hohe Methodenvielfalt in der Theorie;
- räumliche Nähe der Lernorte „Theorie und Praxis" und den sich daraus ergebenden, engen Austausch zwischen Auszubildenden, Lehrer/ -innen, Praxisanleiter/ -innen und Pflegekräften der verschiedenen Bereiche;
- E-Learning mit einem Tablet;
- Kinaesthetics-Grundkurs (= Lehre von der Bewegungsempfindung);
- Projekt „Schüler in Verantwortung";
- Teilnahme am Projekt „Modelstation des KHM" mit Schwerpunkt Gefäßmedizin;
- Externes Seminar „Umgang mit Tod und Sterben";
- Exkursionen.[2]

---

[2] vgl. Klinikum Hann. Münden - Medizinische Therapie neu gedacht (khmue.de)

Alle Auszubildenden bekommen nach erfolgreich bestandenem Examen einen Arbeitsplatz im KHM angeboten.
Die Bezahlung geschieht - trotz privatwirtschaftlicher Eigentümerschaft - nach TVöD.

1.2 Eigenanalyse

Die Einrichtung wirkt größer als sie tatsächlich ist. Es fällt auf, dass viele Patientinnen und Patienten stationär aufgenommen werden, die eigentlich ambulant hätten behandelt werden können. So werden Koloskopien und Gastroskopien stationär an zwei verschiedenen Tagen vorgenommen. Inwieweit die Kostenträger diese Vorgehensweise in Zukunft oder bereits in der Gegenwart goutieren werden, erscheint vor dem Hintergrund zunehmenden Kostendrucks und Überprüfungen durch den Medizinischen Dienst der Krankenversicherung (MDK) sowie der Vergleichswerte des Instituts für das Entgeltsystem im Krankenhaus (InEK) fraglich.

Dies führt sowohl beim pflegerischen Personal als auch bei den Patientinnen und Patienten selbst oft zu manchem Unmut. Die letzteren machen diesem Unmut dadurch Luft, dass insbesondere jüngere Patienten das Krankenhaus auf eigenen Wunsch vorzeitig verlassen, um die Leistungen ambulant in einem Medizinischen Versorgungszentrum oder einer niedergelassenen Facharztpraxis durchführen zu lassen.

Der Schwerpunkt des Krankenhauses ist vornehmlich das Transplanationszentrum für Nieren und die Dialyseabteilung, die man beide als „Cashcows“[3] des Unternehmens bezeichnen kann. Hieran sind Ärzte beteiligt, die mit ihrem Leistungsgeschehen das Krankenhaus selbst stützen.
Daher bestehen Versuche seitens der Geschäftsführung das Leistungsspektrum des Krankenhauses auch auf andere medizinische Bereiche auszuweiten, was aber aufgrund der Restriktionen landespolitischer Zielsetzungen im Gesundheitswesen und den Verpflichtungen der Krankenkassen nach Kostendämpfung schwer durchzusetzen ist.

---

[3] Der Begriff „Cashcows“ beschreibt einen bestimmten Produktlebenszyklus in der sog. BCG-Matrix. BCG ist die Abkürzung des Wirtschaftsberatungsunternehmens Boston Consulting Group, die die strategischen Investitionsentscheidungen von Unternehmen anhand dieser Matrix erleichtern soll. Befindet sich ein Produkt im Quadrat der „Cashcows“, so können vom Unternehmen Gewinne erwartet werden, ohne dass es weiterer Investitionen bedarf.

Ein weiteres Problem ist die Gewinnung von fachlich versiertem Personal:
Die Etablierung einer Palliativ-Station scheiterte letztlich an mangelnden Fachkräften. Gut ein Drittel der derzeit beschäftigten Mitarbeiterinnen und Mitarbeiter werden von Zeitarbeitsunternehmen gestellt. Allerdings sind diese nach einigen Wochen über die desolate Organisation und ein nicht klares Arbeitsbild auf den Stationen derart frustriert, dass viele Zeitarbeitnehmerinnen und -arbeitnehmer es ablehnen, dort nochmals arbeiten zu müssen.[4]

1.3 Auszubildenden-/ Schüleranalyse

Die nachfolgenden Darstellungen werden durch den Schüler Andreas L. und die Praxisanleiterin Sr. Sabine N. geprägt.

Der Schüler - Andreas L. - ist ein engagierter Auszubildender im 2. Ausbildungsjahr, der mit seinen 22 Lebensjahren nach seiner Schulzeit eine Ausbildung zum Mechatroniker und einen freiwilligen Wehrdienst bei der Bundeswehr absolvierte. Beim letzten Arbeitgeber - der Bundeswehr - wurde er im Sanitätsbereich

---

[4] Aussage von Mitarbeiterinnen und Mitarbeitern der Zeitarbeitsunternehmen PENSUM MED GmbH; KCS und Lichtenfels in 06/ 2021.

eingesetzt. Hier entschied er sich, diesen pflegerischen Berufsweg weitergehen zu wollen. So kam er in das Klinikum Hannöversch Münden, wo er seit 2020 eine dreijährige, *generalistische*[5] Ausbildung zur „Pflegefachkraft" wahrnimmt. Er gilt als in der Klasse guter Schüler mit „durchwachsenen" Noten. Er behauptet, dass er sich nicht immer freundliche Lehrpersonen verschafft, weil er zu viel hinterfragt. Andreas L. sieht dies vor allem darin begründet, dass er schon etwas älter ist als die meisten Schulkolleginnen und -kollegen. Dies bedeutet, dass er manche Aussage einer Lehrperson näher erklärt haben möchte.

Nach der Ausbildung will er zurück zur Bundeswehr gehen. Dort hat man ihm - den Erfolg der Krankenpflege-Ausbildung im Klinikum Hann. Münden vorausgesetzt - bereits eine Stelle in einem Sanitätsbereich in Deutschland angeboten. Ihm wurde die Feldwebel-Laufbahn offeriert, die finanziell und hinsichtlich Kosten-, Personal- und Patientenverantwortung für Andreas L. interessant scheint.
Ein Verbleiben im Klinikum Hann. Münden sieht er als nicht zielführend an, weil die beruflichen Perspektiven dort begrenzt erscheinen und – seines Erachtens das „organisatori-

[5] Nach der neuen Ausbildungs- und Prüfungsordnung seit 01.01.2020.

sche Chaos“ auch in naher Zukunft nicht beseitigt würde.

Im Rahmen des Ausbildungsthemas zeigt sich Andreas L. sehr interessiert und engagiert. Tatsächlich stellt er viele Fragen, die aber nicht unangenehm oder destruktiv sind. Ganz im Gegenteil: die Fragen sind stets sachorientiert und zeigen auf, dass Andreas L. ein großes Wissen haben möchte - wohl auch, um im späteren Berufsleben Verantwortung und Fachlichkeit zeigen und übernehmen zu können.

1.4 Klientenanalyse

Die Klienten sind in diesem Fall die Patientinnen und Patienten des Klinikums Hann. Münden auf der Station 2 (Innere Medizin mit den Schwerpunkten Gastroenterologie und Kardiologe) sowie eine daran angeschlossene „Station 2 Isolation/ Quarantäne“ mit bis zu zwölf Patientinnen und Patienten, die auf Verdacht einer Covid-Erkrankung (nach einem Schnelltest in der Zentralen Notfallaufnahme (ZNA)) hier isoliert werden. Sie werden solange auf dieser Station behandelt und versorgt werden, bis das zuständige Gesundheitsamt - je nach Wohnort der Patientinnen und Patienten - in Göttingen (wenn sie aus Niedersachsen stammen) oder Kassel (mit Wohnsitz in Hessen) - die Freigabe zur Behandlung auf einer normalen Station erteilt. Hiernach - nach Zustimmung des jeweiligen Gesundheitsamtes, nach einem negativem Schnelltest, einem negativem PCR-Test und einer vom Gesundheitsamt vorgegebenen Quarantäne-Zeit - werden die Patientinnen und Patienten auf die für sie notwendigen Fachstationen überführt. Während dieser Zeit in Quarantäne kommen die Fachärzte von den Stationen zu den betroffenen Patientinnen und Patienten zur Behandlung auf diese Station.

Andreas L. soll im Rahmen des Anleitungsprozesses erlernen, wie man mit der Blutentnahme und Injektion (im Rahmen einer Behandlung der Patientin Anneliese M. (79) vorzugehen hat. Dazu wird die Praxisanleitung bei Herrn Paul P. (81) die entsprechenden notwendigen Pflegeschritte erklären und durchführen.
Hiernach wird Andreas L. eine Infusion, die vom Hausarzt telefonisch angeordnet wurde, über einen bereits bestehenden periphervenösen Zugang bei Frau Marie St. (83) legen. Hierzu wird die Praxisanleiterin Sr. Sabine N. den Schüler so anleiten und praktisch schulen, dass eine gemeinsame Umsetzung der Pflegehandlung geschieht.

Zur Klientenanalyse gehören neben der Sichtung der Pflegeplanung auch das Studium der letzten Arztbriefe, der aktuellen, ärztlich verordneten Medikation, die Arztanweisungen und das Lesen der letzten Dokumentationseintragungen über den Patienten bzw. die Patientin.

1.5 Gesetzliche Grundlagen des Anleitungsprozesses während der Ausbildung

Die gesetzlichen Grundlagen des Anleitungsprozesses ergaben sich bisher - bis zum 31.12.2019 - aus zwei unterschiedlichen Bundesgesetzen, die von verschiedenen Bundesministerien zu verantworten sind. Zum einen handelt es sich um das Altenpflegegesetz (AltPflG) und die Ausbildungs- und Prüfungsverordnung (AltPflAPrV) von 2002; hier zeichnete das Bundesministerium für Familie, Senioren, Frauen und Jugend verantwortlich, wobei es eine enge Zusammenarbeit und Kooperation mit dem Bundesministerium für Gesundheit und dem Bundesministerium für Bildung und Forschung gibt.
Zum anderen ist das Krankenpflegegesetz (KrPflG) und die entsprechende Ausbildungs- und Prüfungsverordnung (KrPflAPrV) von

2003 zu nennen, die beide im Verantwortungsbereich des Bundesministeriums für Gesundheit liegen. Hier wiederum besteht - also ergänzend zur o.a. Kooperation - eine enge Zusammenarbeit mit den Bundesministerien für Familie, Senioren, Familie und Jugend sowie Bildung und Forschung.
Gemeinsam war beiden Gesetzen, dass sie die schulische und betriebliche Pflegeausbildung bundeseinheitlich regeln.[6]
Nach wie vor werden Auszubildende nach diesen gesetzlichen Grundlagen geprüft, weil sie vor dem 01.01.2020 die Ausbildung zu den Berufen eines/ r „Staatlich examinierten Altenpflegers/ Altenpflegerin“, eines/ r „Kranken- und Gesundheitspflegers/ -schwester“ oder eines/ r „Kinderkrankenpflegers/ -schwester“ aufgenommen hatten.[7]

Allgemein gesprochen, hat die Praxisanleitung im Rahmen der u.a. die Aufgabe, die Auszubildenden schrittweise an die beruflichen bzw. die in den Gesetzen und Verordnungen genannten Erfordernisse einer Pflegefachkraft heranzuführen.[8]

---

[6] vgl. Schulze-Kruschke, Chr./ Paschko, F. (2011), S. 20f.
[7] Hierbei handelt es sich aber nur noch um einen Jahrgang, deren Ausbildungsende bis 2022 absehbar ist.
[8] vgl. Knoch, T. (2019), S. 22

Andres L. gehört zu jenen ersten Auszubildenden, die bereits nach den neuen gesetzlichen Strukturen beschult werden und ihre Ausbildung zur „Pflegefachkraft“ im Rahmen einer generalistischen Ausbildung erhalten.

Die bis zum 01.01.2020 geltenden Regeln spiegeln sich zwar z.T. in der sog. generalistischen Ausbildung wider, sind aber insgesamt anders aufgebaut und umfassen eine Basisausbildung über alle drei bisherigen Berufsbilder[9] hinweg.

Um das Ziel zu erreichen, eine neue Kranken-, Kinderkranken- und Altenpflegeausbildung zu etablieren, war ein aktualisiertes Gesetz zur Reform der Pflegeberufe bereits im Juli 2017 verkündet worden. Es sollte ab dem 01.01.2020 - als sogenanntes Pflegeberufegesetz (PflBG) - die bisherigen Gesetze über die Krankenpflege, Kinderkrankenpflege und die Altenpflege ablösen.

Wie die bisherigen Ausbildungen der Kranken- und Altenpflege wird auch die neue reguläre Ausbildungszeit zur „Pflegefachkraft“ drei Jahre andauern. Es wurden Voraussetzungen geschaffen, durch Vorleistungen die Ausbil-

[9] Kranken-, Kinderkranken- und Altenpflegeausbildung

dung zu verkürzen oder in Teilzeit (bis zu fünf Jahre) zu ermöglichen.

Die Ausbildung, auch das ist nicht neu, gliedert sich in einen schulischen und einen praktischen Teil. Dabei ist nun aber die sogenannte Blockform vorherrschend. Die theoretische Ausbildung umfasst 2.100 Stunden; der praktische Anteil muss nun in verschiedenen Einrichtungen des Gesundheitswesens durchgeführt werden und ist mit 2.500 Stunden festgelegt worden.
Die Planung der praktischen Einsätze wird von den Ausbildungsträgern verantwortet. Als mögliche Ausbildungsträger werden genannt:

- Zugelassene Krankenhäuser der Akutversorgung,
- voll- und teilstationäre Pflegeeinrichtungen, die einen Versorgungsvertrag mit den Pflegekassen abgeschlossen sowie
- ambulante Pflegedienste, die Versorgungsverträge mit den Pflege- und Krankenkassen abgeschlossen haben.

Eine wesentliche Aufgabe der Ausbildungsträger ist es, die unterschiedlichen Einsätze der Auszubildenden in den anderen Fachbereichen bereits im Vorfeld der Ausbildung zu

planen und derart zu organisieren, dass alle Lehrinhalte abgebildet werden.
Obwohl seitens der Bundesregierung ursprünglich geplant war, eine einheitliche Ausbildung, eben eine „Generalistik“, die keine weiteren Abstufungen vorsieht, einzuführen, hat man sich letztlich doch entschieden, eine Spezialisierung und Unterscheidung in den Bereichen der Gesundheits- und Krankenpflege, Gesundheits- und Kinderkrankenpflege und der Altenpflege vorzunehmen. Diese Vorgehensweise wird nach wie vor - auch im Hinblick auf die europäische Anerkennung der neuen Pflegeberufe - umfassend von etlichen Pflegeexperten kritisiert.

Alle Auszubildenden werden in den ersten zwei Jahren ihrer Lehrzeit in denselben Fächern - theoretisch wie praktisch - unterrichtet. Vor Ablauf des zweiten Ausbildungsjahres haben sich dann die Schülerinnen und Schüler zu entscheiden, ob sie

a. die generalistische Ausbildung im 3. Lehrjahr fortsetzen und somit den Abschluss einer „Pflegefachkraft“ anstreben wollen,

   oder

b. eine Spezialisierung als „Gesundheits- und Kinderkrankenpfleger/ in“ absolvieren möchten,

oder

c. eine Spezialisierung als „Altenpfleger/ in“ bevorzugen.[10]

Diese Form der neuen Ausbildung ist zunächst für sechs Jahre angedacht. Bis zum Jahr 2026 soll wissenschaftlich evaluiert werden, ob ab dem Jahr 2027 eine Spezialisierung fortgesetzt werden soll oder die ursprüngliche Vorstellung einer Generalistik oh-

[10] Die Absolventen mit einer Spezialisierung verzichten allerdings auf einen erheblichen Vorteil. Denn jegliche Spezialisierung des neuen Berufs, z.B. in der Altenpflege, bedeutet, dass der/ die Auszubildende *ausschließlich* in diesem Berufsfeld - also hier in der Altenpflege - und *ausschließlich* nur in der Bundesrepublik Deutschland tätig sein kann. Als Pflegefachkraft - also ohne Spezialisierung - dagegen, stehen ihm/ ihr alle Berufszweige der Pflege offen – und diese Anerkennung gilt auch für die gesamte Europäische Union sowie Großbritannien, die Schweiz und Norwegen. Den während der Ausbildung spezialisierten Pflegeberufen bleibt die europäische Anerkennung versagt oder ist mit bürokratischen Schwierigkeiten zu erlangen.

ne Spezialisierung während der Ausbildungszeit umgesetzt wird.

Am 10. Oktober 2018 wurde die von Bundesfamilien- und Bundesgesundheitsministerium gemeinsam erarbeitete Ausbildungs- und Prüfungsverordnung zum Pflegeberufegesetz verkündet. Damit wurden die Voraussetzungen für die Umsetzung der generalistischen Pflegeausbildung, die durch das neue „Pflegeberufegesetz“ (PflBG) eingeführt wurde, geschaffen. Die Ausbildungs- und Prüfungsverordnung wurde in zwei Stufen bis zum 1. Januar 2020 in Kraft gesetzt und eingeführt.[11]

---

[11] vgl. BMFSFJ - Ausbildungs- und Prüfungsverordnung für die Pflegeberufe; https://www.bmfsfj.de/bmfsfj/service/gesetze/ausbildungs-und-pruefungsverordnung-fuer-die-pflegeberufe-122884 und https://www.bgbl.de/xaver/bgbl/start.xav?startbk=Bundesanzeiger_BGBl&jumpTo=bgbl118s1572.pdf; abgerufen 22.08.2021

2. Thema der Anleitersituation

2.1 Thema

Das Thema ist der „Medizinischen Pflege“ entnommen und lautet, die Lernsituation von Auszubildenden im Hinblick auf Blutentnahmen, Injektionen und Infusionen darzustellen und praktisch sowie theoretisch zu begleiten.

Dabei ist zu erwähnen, dass die venöse Blutentnahme im (vereinigten) Deutschland vornehmlich dem medizinischen Personal - also der Ärzteschaft - vorbehalten ist. Es ist möglich - sofern Kenntnisse und Fähigkeiten beim pflegerischen Personal vorliegen - diese Tätigkeiten an die Pflegenden zu delegieren. Allerdings haben die Erfahrungen und der Krankenaus-Alltag gezeigt, dass die venöse Blutentnahme *ausschließlich* von Ärztinnen und Ärzten im KHM vorgenommen wird. In den niedergelassenen Praxen hingegen wird die Blutentnahme von den dafür ausgebildeten Arztassistentinnen und -assistenten vorgenommen.[12]

Interessanterweise war diese Vorgehensweise im Krankenhaus der DDR bis zum Jahr 1989

---

[12] vgl. Witzel, K./ Kaminski, C./ Rauschhardt, M./ Parzeller, M. (2007)

anders: für die Blutentnahme der DDR-Krankenhäuser war vornehmlich das Pflegepersonal zuständig. Durch die Wiedervereinigung hat sich diese Vorgehensweise geändert. Daher sind gerade in den Krankenhäusern der ehemaligen DDR viele Pflegende zu finden, die die venöse Blutentnahme (noch) kenntnisreich durchführen können.[13]

[13] Untersucht wurde die unterschiedliche Handhabung der venösen Blutentnahmen in fünf Krankenhäusern eines deutschlandweiten Klinikkonzerns anhand einer standardisierten Befragung von 538 Pflegekräften unter Berücksichtigung der Gründe und Begleitumstände, die zur jeweiligen Blutentnahmepraxis führen. 476 der befragten Pflegekräfte (89,14 %) beherrschen nach eigener Einschätzung die Blutentnahme. Die Routineblutentnahme wird jedoch häufig vom Arzt durchgeführt: In den neuen Bundesländern führten Pflegekräfte signifikant häufiger Blutentnahmen durch als im Westen der Bundesrepublik (60% vs. 39%). Gerade in Zeiten notwendiger Ökonomisierung und des zunehmenden Ärztemangels erscheint es sinnvoll, Blutentnahmen (bei entsprechenden Personalressourcen) auf die dafür geschulten Pflegekräfte zu delegieren; siehe hierzu „Pflegekräfte im Osten dürfen Blut abnehmen, im Westen eher selten - im Osten gab es auch den Spritzenschein“ (pflegen-online.de) vom 01.10.2020; https://www.pflege-online.de/im-osten-dürfen-pflegekräfte-mehr; abgerufen 22.08.2021

2.2 Theoretische Begründungen zur Wahl des Themas

Im Rahmen einer generalistischen Ausbildung zur Gesundheits- und Krankenschwester (Pflegefachkraft) ist es notwendig, das praktische und theoretische Fachwissen von (venöser) Blutentnahme, Injektionen (in diesem Fall: die subkutanen Injektionen bei Diabetes Mellitus II-Patientinnen und Patienten) und Infusionen bei z.B. dehydrierten Patientinnen und Patienten durchführen zu können. Es ist davon auszugehen, dass diese Handlungsweisen auch von den zukünftigen Kinderkrankenschwestern/ -pflegern bzw. den Altenpflegerinnen/ Altenpflegern gekonnt werden müssen und daher in der zweijährigen „Basis"-Ausbildung zu geschehen hat. Damit erweitert sich das Tätigkeitsfeld der Altenpflegerinnen und Altenpfleger in jedem Fall, da u.a. die Blutentnahme und Infusionen in ihrer bisherigen Ausbildung kein Schwerpunkt war. Es wurde zwar gelehrt, hatte aber eher einen theoretischen Bezug, da das Legen von Infusionen hauptsächlich subkutan - wenn überhaupt - durchgeführt und eine Blutentnahme ausschließlich der Ärzteschaft überlassen wird.

Es wird in diesem Fall das Thema *einschränkend* auf ein spezielles und konkretes Praxisbeispiel konzentriert:

So wird zunächst die i.v.- Injektion im Schulunterricht nur theoretisch dargelegt, ohne sie durchzuführen, weil auch diese medizinische Leistung im Krankenhaus vornehmlich dem ärztlichen Personal vorbehalten ist. Viel häufiger - eigentlich ausschließlich - werden subkutane Injektionen Diabetes-Erkrankten vom Pflegepersonal gespritzt, während i.v.- Spritzen lediglich durch die Pflegefachkräfte aufgezogen werden dürfen, damit ein Arzt oder eine Ärztin diese den jeweiligen Patienten verabreichen kann.

2.3 Die Handlungskette (Fehlerquellen, Handlungen, Material)

Fehlerquellen entstehen auf die unterschiedlichste Art und Weise: So können Handlungsweisen, die falsch gezeigt oder antrainiert wurden, Materialien, die mangelhaft sind oder fehlerhaft ausgesucht wurden (z.B. Nadelgröße (-länge, -dicke), Infusions- und Injektionsmenge, Infusionsmedikament) zu verletzenden und - im Extremfall - zu tödlichen Ergebnissen beim Patienten führen. Daher bedarf es schon bei der Vorbereitung eines konzentrierten Handelns, einer Vergewisserung, dass man in der Lage ist, die delegierten Pflegemaßnahmen durchführen zu können und eine klare Fähigkeit (psychisch, mental, gesund-

heitlich/ physisch) diese umzusetzen. Sollte nur eines dieser Problemfelder auftauchen, so sollte die Pflegefachkraft selbst oder die delegierende Person bzw. der/ die Vorgesetzte vom Einsatz für diese Tätigkeit des Auszubildenden umgehend Abstand nehmen.
Dazu gehört auch, dass die Pflegefachkraft und/ oder der/ die Ausbildenden ein hohes Maß an Selbstreflexion und Selbsteinschätzung, was sie leisten kann oder nicht, hat.

Es geht darum, die Patientinnen und Patienten *zu keiner Zeit* zu gefährden; das Selbsteingeständnis der Pflegefachkraft oder des Auszubildenden zu akzeptieren, dass eine Handlung für sie oder ihn nicht durchzuführen ist, ist demnach keine Schwäche, sondern als Stärke zu beurteilen.
Dieses Axiom gilt demnach für jedes pflegerische Handeln und muss auch den Auszubildenden derart verdeutlicht werden, dass sie ihr gegenwärtiges und zukünftiges Handeln am Patienten danach ausrichten. Dabei sind stets auch die haftungsrechtlichen Grundsätze (z.B. das sog. Organisationsverschulden) zu beachten, die im Rahmen der Praxisanleitung unabdingbar sind.

Es gilt daher:[14]

- Die Praxisanleitung trägt die haftungsrechtliche Verantwortung für die sichere Pflege gegenüber dem pflegedürftigen Menschen.

- Der/ die Schüler/in wird nur auf Weisung, unter Anleitung und unter Aufsicht einer verantwortlichen Pflegefachkraft tätig.

- Der/ die Schüler/ in muss stets die erforderliche Sorgfalt walten lassen.

- Der/ die Schüler/in haftet dem Ausbildungsstand entsprechend für sein/ ihr Handeln.

- Die rechtliche Beurteilung eines Falls erfolgt immer individuell unter der Berücksichtigung des Ausbildungsstands des Schülers/ der Schülerin.

Bei allen Praxisanleitungen ist - im Rahmen der Ausbildungshandlungen - zwingend die Einwilligung der betroffenen Patientinnen und Patienten oder ihrer Betreuer einzuholen. Die Tätigkeiten sind so zu gestalten, dass eine

[14] zit. Lunk, S. (2019), S. 24

vollkommene Informiertheit der betroffenen Patientinnen und Patienten gewährleistet ist.

3. Pädagogisches und didaktisches Konzept

Die Schritte des prozessualen Anleitens sind ähnlich jenen des Pflegeprozesses strukturiert. Nachstehende Merkmale in Pflegesituationen sind hierbei konstitutiv und stehen in Beziehung und Abhängigkeit zueinander:[15]

1. der Pflegeanlass;
2. das Erleben und Verarbeiten;
3. die Interaktionsstrukturen;
4. die Institution;
5. der Pflegeprozess.

Im Einzelnen werden diese fünf Merkmale wie folgt definiert:

Zu 1.:
Die Pflegeanlässe beschreiben die Erfordernisse, die einen oder mehrere Pflegehandlungen notwendig machen.

Zu 2.:
Die subjektiven Perspektiven, die in einer oder mehrerer Pflegesituationen eingenommen werden, werden als das „Erleben und Verarbeiten" definiert.

---

[15] vgl. Lunk S. (2019); S. 95; sich auf Hundenborn, G. (2007) beziehend

Zu 3.:
Die Interaktionsstrukturen sind weiter gefasst als die oft entstehende Zweierbeziehung in den pflegerischen Handlungen. Sie umfassen u.a. auch die Ärzte, Therapeuten, Angehörigen, Nachbarn; sie geben so einen vielfältigen Einblick auf die Situation, Erwartungen und Perspektiven im pflegerischen Prozess.

Zu 4.:
Die Institution - als die Pflegeeinrichtung - ist stets als Teil des Prozesses zu betrachten. Eine Unabhängigkeit von der Institution kann es daher nicht geben, denn die Handlungsalternativen werden von ihr maßgeblich, u.a. durch das Setzen von Rahmenbedingungen, beeinflusst.

Zu 5.:
Der Pflegeprozess hat das pflegerische Handeln nach einer festgelegten Schritt- und Phasenfolge zum Inhalt und macht u.a. nachstehende Kompetenzen notwendig:

- die Beachtung von objektiven und subjektiven Situationsfaktoren bei der Pflegediagnostik;
- bei der Planung von Zielen und Pflegemaßnahmen sind die Pflegebedürftigen und ihre Bezugspersonen einzubeziehen;

- die situativen Veränderungen haben maßgeblichen Einfluss auf das pflegerische Angebot;
- die pflegerischen Maßnahmen sind hinsichtlich ihrer Wirksamkeit gemeinsam mit den Pflegebedürftigen und ihren Bezugspersonen zu evaluieren und stets den sich entwickelnden Gegebenheiten im Pflegeprozess anzupassen.[16]

Methodisch ist so vorzugehen, dass in gemeinsamen Reflexions- und Deutungsprozessen, z.B. im Rahmen kollegialer Beratung über das (eigene) Handeln des Schülers Andreas L. nachgedacht und gesprochen wird. Das erwünschte Handeln ist von Andreas L. auszuprobieren, einzuüben und zu überprüfen. Dabei ist die Entwicklung der zu erreichenden Kompetenz des Schülers Andreas L. zu unterstützen.
Die Praxisanleitung macht das pflegerische Handeln an einem Patienten, hier: Herr Paul P. (81), vor. Andreas L. wird dann *gemeinsam* mit der Praxisanleitung Sr. Sabine N. bei einer zweiten Patientin - hier: Frau Anneliese M. (79) - die Blutentnahme und die Injektion von Insulin mit einem PEN[17] vornehmen.

[16] vgl. Lunk, S. (2019), S. 95f.
[17] Der PEN ist eine mit Insulin gefüllte Spritze in Form einen Kugelschreibers mit einer Schutzkappe (pen

Im Rahmen der Infusionsgabe werden die Praxisanleiterin Sr. Sabine N. und der Auszubildende Andreas L. gemeinsam die Behandlungspflege so durchführen, dass der Auszubildende die Maßnahmen erlernt und derart verinnerlicht, dass er beim nächsten Mal unter Aufsicht der Praxisanleitung die Tätigkeiten selbständig umsetzen könnte.

Didaktisch wird die pflegerische Ausbildung nach den vorliegenden gesetzgeberischen Rahmenbedingungen - im Rahmen einer Orientierung nach Lernfeldern, die Ausgangspunkt als Teil der umfassenden Lernbereiche - durchgeführt. Die Auszubildenden - und somit auch Andreas L. - sollen neben der theoretischen Wissensgrundlage die berufliche Handlungskompetenz[18] erwerben und in Lernsitua-

---

= engl. für Kugelschreiber). Der PEN wird durch Drehen am oberen Ende mit den vom Arzt vorgeschriebenen Insulin-Einheiten aufgezogen und erleichtert die Insulingabe durch das Drücken auf einen Knopf (wie bei einem Kugelschreiber). Die Gabe mit einer sehr dünnen, filigranen Nadel, die bei jeder Spritzung vorher ausgewechselt wird, ist für die Patientin/ für den Patienten weitestgehend schmerzfrei.

[18] Dic „Handlungskompetenz" wird als die Bereitschaft und Befähigung des Einzelnen, sich in die beruflichen, gesellschaftlichen und privaten Situationen sachgerecht, durchdacht sowie individuell und sozial verantwortlich zu verhalten, definiert. Handlungskom-

tionen des praktischen Alltags tätig sein, die eine Fülle fachlicher Bezüge zum Inhalt haben.[19]

petenz entfaltet sich in den Dimensionen von Fachkompetenz, Selbstkompetenz und Sozialkompetenz. Siehe Kultusministerkonferenz: Handreichung für die Erarbeitung von Rahmenlehrplänen der Kultusministerkonferenz für den berufsbezogenen Unterricht in der Berufsschule und ihre Abstimmung mit Ausbildungsordnungen des Bundes für anerkannte Ausbildungsberufe; aktualisierte Auflage, Berlin 2017. Aus: www.kmk.org/fileadmin/dateien/ veroeffentlichungen_becshluesse/2011/2011:09_23GEP-Handreichung.pdf. Letzter Zugriff: 17. April 2018, zit. in: Lunk, S. (2019) S. 25

[19] vgl. Schulze-Kruschke, Chr./ Paschko, Fr. (2011), S. 33f.

4. Umsetzung des Anleitungsthemas

Mithilfe von betrieblichen und individuellen Ausbildungsplänen werden die Ausbildungsprozesse gesteuert. Da die praktischen Einsätze einer gewissen Abfolge entsprechen, bilden sie (de facto) Module der Ausbildung, die mit Kooperationspartnern arbeitsteilig entwickelt werden.[20]

Wichtig ist dabei, dass als Grundlage das Pflegeberufegesetz (PflBG) § 6 Abs. 3 beachtet wird: „Die praktische Ausbildung wird in den Einrichtungen auf Grundlage eines vom Träger der praktischen Ausbildung zu erstellenden Ausbildungsplans durchgeführt.“[21]

Dabei ist seit 2020 neu, dass der Träger des praktischen Ausbildungsplans die *gesamte* Ausbildung der Schülerinnen und Schüler zu erstellen hat. U.a. sind neben der Beteiligung von Einrichtungen, die als Kooperationspartner in die Ausbildung der Schülerinnen und Schüler einbezogen sind, auch jene Vorgaben zu beachten, die eine zeitliche und sachliche Gliederung derart vorsehen, damit die Schüler das Ausbildungsziel in der vorgesehenen Zeit erreichen können (PflBG § 8 Abs. 3). Durch

---

[20] vgl. Knoch, T. (2019), S. 44
[21] zit. Knoch, T. (2019), S. 45

diese herausgehobenen Vorgaben wurde der Ausbildungsplan gestärkt und kann als das Herzstück der praktischen Ausbildung gelten.[22]

4.1 Planung (allgemein)

Der Auszubildende Andreas L. ist gemäß seines Ausbildungsstandes während der einzelnen Praxiseinheiten entsprechend einzusetzen. Da Andreas L. sich im zweiten Lehrjahr befindet und die theoretischen Lehrinhalte in der Krankenpflegeschule erfahren und erlernen konnte, ist davon auszugehen, dass der Auszubildende ausreichend für diesen Praxis abschnitt vorbereitet ist.[23]

In der Regel werden vor jedem Praxiseinsatz Vorgespräche von Praxisanleiterin und Auszubildenden geführt, da neben der engen Zusammenarbeit am Patienten, eine Lern-Lehr-Beziehung besteht und der praktische Einsatz gemeinsam zu planen ist. Hierzu bedarf es einer ungestörten Atmosphäre und eines ausreichenden Zeitrahmens (30 bis 45 Minuten).

---

[22] vgl. Knoch, T. (2019), S. 45f.
[23] vgl. Denzel, S. (2019), S. 110

Nachstehende Punkte sollten vor dem praktischen Einsatz von der Praxisanleitung mit dem Auszubildenden Andreas L. besprochen werden:

- Lernziele / Kompetenzen (z.B. welche Lernziele und Kompetenzen möchte oder muss der Auszubildenden Andreas L. bearbeiten)

- Erwartungshorizont (z.B. gibt es Vorerfahrungen des Auszubildenden Andreas L. bzgl. des Lernziels und der Kompetenzen?)

- Lernort (z.B. Zeitplan für den Lernprozess, für die zu erwerbenden Lernziele und Kompetenzen)

- Erwartungen (z.B., was sich die Praxisanleiterin vom Auszubildenden Andreas L. als Leistungen wünscht).[24]

Die praktische Lernsituation ist anhand einer Pflegeplanung durchzuführen, wobei Andreas L. zunächst eigenständig Informationen über

---

[24] vgl. Schulte-Krischke, Chr./ Paschko, F. (2011), S. 57ff.

den jeweiligen Patienten oder die jeweilige Patientin zu sammeln hat. Dabei sollte er die Kenntnisse zum Krankheitsbild, deren Ursachen und Symptome zusammenführen und seine Krankenbeobachtung schriftlich festhalten. Die Probleme, Ursachen, Symptome und Ressourcen des Patienten sind vom Schüler zu benennen; dabei hat er Ziele und Maßnahmen für sich planbar zu machen.

Im nächsten Schritt ist die theoretisch erhobene Pflegeplanung - in unserem Fall die Blutentnahme, die Injektion und Infusion - praktisch durchzuführen und im letzten Schritt zu evaluieren.
Ist der Schüler nicht so versiert, fühlt er sich unsicher oder überfordert, so können alle Schritte gemeinsam mit der Pflegeanleitung umgesetzt werden.[25] Hierzu gehören auch die Gespräche mit der Praxisanleitung, um ausreichend auf die praktische Situation vorbereitet zu sein.[26]
In den Gesprächen geht es stets um die Möglichkeit eines kollegialen Austausches, der Orientierung und Begleitung zugleich. Es geht um die Erwartungen, die die Praxisanleitung Sr. Sabine N. an den Schüler Andreas L. formuliert und - vice versa - die Erwartungen, die

---

[25] vgl. Lunk, S. (2019), S. 92
[26] vgl. Denzel, S. (2019), S. 110

der Auszubildende an die Praxisanleitung Sr. Sabine N. hat, wie z.B. nicht „allein“ mit einer schwierigen Situation gelassen zu werden. Die Sr. Sabine N. ist als Praxisanleitung quasi der „Fallschirm“ Andreas L.s bei einer kritischen Situation und gibt durch das eigene Wissen und die persönliche Anwesenheit, dem Auszubildenden Andreas L. eine gewisse (Selbst-) Sicherheit bei seinen Tätigkeiten.

Im Rahmen eines Praxiseinsatzes, wie er hier erfolgen soll, ist von drei Gesprächen auszugehen: dem Vorgespräch (Darlegung der Situation, Allgemeinzustand des Patienten, Befindlichkeiten und Sensibilität des Patienten, Schmerzen des Patienten und deren Auslöser etc.). Während des Praxiseinsatzes kann ein (zweites) Gespräch zur Klärung der jeweiligen Schritte durchgeführt werden; nach dem Praxiseinsatz hat eine Evaluation - ein (drittes) Gespräch über den Einsatz allgemein und die konkreten Punkte, was gut und was schlecht gemacht wurde - zu geschehen. Dabei ist auch die Reflexion gegenüber der Praxisanleitung wichtig, also was der Schüler Andreas L. von der Praxisanleitung erwartet hätte und möglicherweise nicht erhalten hat.[27]

---

[27] vgl. Denzel, S. (2019), S. 27f.

Denn auch der Anleiter lernt im Lernbegleitungsprozess hinzu.[28]

Die Anleitungsgespräche sollten protokolliert werden (Vorgespräch (Vorbereitung der Anleitung), Gespräch der gezielten Anleitung, ggf. Zwischengespräch (durch Unterbrechung der Anleitung) und das Schlussgespräch), um die Ausbildungsinhalte und den Nachweis der Durchführung fixiert zu haben sowie hierauf etwaige zukünftige, praktische Ausbildungen aufbauen zu können.[29]

Wichtig ist daneben immer eine umfassende Desinfektion (Wischdesinfektion) der Arbeitsfläche, eine klare Vorstellung der Situation (z.B. ist der Patient/ die Patientin nüchtern (hat er/ sie etwas gegessen oder nicht)) und eine ordentliche Nachbereitung, die insbesondere auch die Dokumentation in den Patientenakten umfasst.

Hinsichtlich der vorgesehenen Praxisanleitungen werden die nachstehenden Lehrinhalte (die Blutentnahme, die Injektion und die Infusion) dargelegt.

---

[28] vgl. Denzel, S. (2019), S. 124
[29] vgl. Lunk, S. (2019), S. 123ff.

4.1.1 Die Blutentnahme

Die Blutwerte eines Menschen werden durch verschiedene Größen beeinflusst. Hierbei muss konstatiert werden, dass z.B. das Alter, das Geschlecht, bestehende Erkrankungen und eventuell auch Arzneimittel nicht durch den Blutwert beseitigt oder verändert werden können. Dennoch sind die Blutwerte von immens großer Bedeutung für die benötigten Parameter, denn zahlreiche Erkrankungen verändern die Zusammensetzung des Blutes. Man muss daher wissen, dass die venöse und die kapillare Blutentnahme für die Patientinnen und Patienten zumeist schmerzarm sind und daher oft bevorzugt werden. Die arterielle Blutentnahme hingegen ist aufwendiger, unangenehmer und für die Patienten mit zusätzlichen Risiken behaftet.
Andreas L. sollte die Unterschiede wissen und vor dem Praxiseinsatz gegenüber der Praxisanleiterin benennen können.[30] [31]

---

[30] vgl. Lauster, M./ Drescher, A./ Wiederhold, D./ Menche, N. (Hrsg.) (2014), S. 607

[31] Um die Blutentnahme durchführen zu können, ist zunächst auch zu wissen, ob dies in dem Krankenhaus und in der Gesundheitseinrichtung für Pflegefachkräfte überhaupt erlaubt ist. Im KHM ist dies nicht der Fall. Dort ist die Blutentnahme in der Ausbildung erlaubt und wird auch von den Auszubildenden - zumeist zu dritt, wo-

Hinsichtlich der Vergleichbarkeit von Untersuchungen wurden Standards für die kapillare Blutentnahme entwickelt. Folgende Vorgaben erscheinen demnach sinnvoll:

- Die Blutentnahme sollte morgens zwischen 7:00 und 09.00 Uhr geschehen.
- Die Blutentnahme sollte aus der Vene des betroffenen Patienten genommen werden.

---

bei eine Auszubildende aus dem zweiten Lehrjahr und eine Auszubildende aus dem dritten Lehrjahr ist - durchgeführt. Haben die Auszubildenden die Lehrjahre erfolgreich mit dem bestandenen Examen hinter sich gebracht, ist eine Blutentnahme NICHT mehr durch sie erlaubt, sondern *ausschließlich* durch das ärztliche Personal. Was also dem *Auszubildenden* Andreas L. noch möglich war, ist der späteren *examinierten Pflegefachkraft* Andreas L. verwehrt. Warum dies so ist, wurde nicht erklärt, sondern ist eine Anweisung der zuständigen Chefärztin.
Es ist zu vermuten, dass die Chefärztin bei der Blutentnahme von Auszubildenden davon ausgeht, dass eine Praxisanleitung als versierte Pflegefachkraft dabei und dies eben später nicht der Fall ist. Interessanterweise machen die Auszubildenden die Blutentnahme selbständig - ohne Pflegeanleitung.

- Der Patient sollte nüchtern sein, was bedeutet, dass die Entnahme auch vor der Arzneimittelgabe durchzuführen ist.

- Der Patient sollte sich drei Stunden vor der Blutentnahme keinerlei körperlicher Anstrengung unterzogen haben.

- Vor den Blutentnahmen sollte der Patient ca. 10 Minuten ruhig auf einer Liege verbringen.[32]

Für die Durchführung durch den Schüler/ der Schülerin ist es wichtig, dass dieser sich in die Situation des Patienten mit seinen Erwartungen und Ängsten auseinandersetzt, so dass die Blutentnahme ohne Probleme und Überraschungen umgesetzt werden kann. Es bedarf einer gewissen Professionalität und Empathie, die Situation händeln zu können. So ist es nicht ungewöhnlich, dass Patientinnen und Patienten befürchten, die Blutentnahme könne Schmerzen verursachen. Hier spielen früher gemachte Erfahrungen (z.B. durch die „Venensuche“ (bei sog. Rollvenen), wenig empathisches Pflegepersonal, ungeübtes ärztliches und pflegerisches Personal) eine Rolle. Auch haben sich die Materialicn im Laufe der Jahr-

[32] vgl. Lauster, M./ Drescher, A./ Wiederhold, D./ Menche, N. (Hrsg.) (2014), S. 607

zehnte erheblich verbessert und die aktuell genutzten filigranen Spritzennadeln sind oft schmerzärmer als zu früheren Zeiten. Erinnerungen an die „alten Zeiten“ mit entsprechenden Schmerzen durch große Nadeln sind den betroffenen Patientinnen und Patienten durch beruhigende Gespräche zu nehmen.
Dennoch kann es für den Schüler/ die Schülerin zu überraschenden Reaktionen von Patientinnen und Patienten kommen (z.B. plötzliches Zurückziehen der ausgesuchten Einstichstelle), die möglicherweise zu Verletzungen führen.

Insgesamt ist für die Pflegenden notwendig, sich auch selbst und den Patienten zu schützen. Dazu gehören neben der Desinfektion der Haut des Patienten (Einstichstelle) auch vorab die Desinfektion der eigenen Hände und das Anziehen entsprechender Handschuhe. Es ist darauf zu achten, dass die Desinfektion der Einstichstelle NICHT mit Hautdesinfektionsmitteln der Hände geschieht, da diese rückfettende Substanzen enthält.

4.1.2 Die Injektion

Eine examinierte Pflegefachkraft darf auf ärztliche Anordnung hin Injektionen durchführen; dies gilt auch für Auszubildende in den Pfle-

geberufen, sofern diese von der Pflegefachkraft beauftragt werden. Hierbei ist zu bedenken, dass die delegierende Pflegefachkraft für die Tätigkeit einer Injektion bei Fehlerhaftigkeit haftbar zu machen ist. Der Schüler bzw. die Schülerin darf nur soweit tätig werden wie die Pflegefachkraft die Verantwortung übernimmt.[33]
Die Pflegefachkraft - hier: die Praxisanleiterin - hat sich somit zu vergewissern, ob die Schülerin oder der Schüler in der Lage ist, die Pflegehandlung fehlerfrei, kompetent und konzentriert durchzuführen.

Nachstehende Anforderungen werden an eine examinierte Pflegefachkraft zur Durchführung einer Injektion gestellt:[34]

- Die Pflegefachkraft wurde vom Arzt mit der Durchführung beauftragt.

- Die Pflegefachkraft kennt Indikationen und Kontraindikationen, Wirkungen und mögliche Nebenwirkungen des Arzneimittels. Ist dies nicht der Fall, so muss sich die Pflegefachkraft zunächst darüber informie-

---

[33] vgl. Lauster, M./ Drescher, A./ Wiederhold, D./ Menche, N. (Hrsg.) (2014), S. 636
[34] zit. Lauster, M./ Drescher, A./ Wiederhold, D./ Menche, N. (Hrsg.) (2014), S. 636

ren. Kann sie die fehlende Information nicht einholen, muss sie die Injektion ablehnen.

- Die Pflegefachkraft beherrscht die geforderte Injektionstechnik.

- Die Pflegefachkraft vergewissert sich, dass keine Gründe vorliegen, die eine Durchführung der Verordnung zu gefährlich erscheinen lassen oder verbieten. Hier sind z.B. eine zwischenzeitliche Verschlechterung des Allgemeinzustandes oder Kachexie des Patienten, die Verweigerung der Injektion durch den Patienten oder Unverträglichkeitsreaktionen nach einer früheren Injektion des Arzneimittel zu nennen. In diesen Fällen muss die Pflegefachkraft die Durchführung der Injektion ablehnen.
  Die Injektion muss auch dann von der Pflegefachkraft abgelehnt werden, wenn sie sich selbst psychisch, physisch und/ oder mental nicht in der Lage fühlt, die Injektion durchzuführen.

Diese Vorgänge gelten insgesamt auch für die Beauftragung einer Schülerin oder eines Schülers durch die praxisanleitende Pflegefachkraft. Die Regelungen sind strikt zu beachten (siehe oben).

Eine Injektion muss in jedem Fall durch ein ruhiges und hygienisch einwandfreies Arbeitsfeld vorbereitet werden. Daher ist vom Schüler die Arbeitsfläche, das Spritzentablett (beides Wischdesinfektion) und die Hände gut und gründlich zu desinfizieren. Die Materialien für die Injektion sind so vorzubereiten, dass die Arzneimittel ohne Unterbrechung oder der Möglichkeit einer Kontaminationsgefahr verabreicht werden können.

4.1.3 Die Infusion

Im klinischen Sprachgebrauch versteht man unter einer „Infusion" die intravenöse Infusion und beschreibt damit jene Vorgehensweise, die Infusion in eine Vene hinein einfließen zu lassen. Es werden zusätzlich die *intraarterielle* Infusion[35], die *subkutane* Infusion[36] und die *intraossäre* Infusion[37] unterschieden. Im vorliegenden Anleitungsbeispiel konzentrieren wir uns auf die subkutane Infusion, da diese vielfach in der Altenpflege, in der Palliativmedizin

---

[35] Diese (intraarterielle) Infusion wird nur selten eingesetzt; beispielsweise in der Angiologie bei arteriellen Durchblutungsstörungen.

[36] Die Anlage dieser Infusion entspricht einer subkutanen Injektion.

[37] Die (intraossäre) Infusion wird in einen Röhrenknochen, vorzugsweise in die proximale Tibia, angelegt.

und in der Geriatrie sowie auch in anderen Krankenhausabteilungen Anwendung findet, wenn Menschen z.B. nicht ausreichend trinken und damit eine leichte bis mäßige Austrocknung des Körpers (Dehydratation) vorliegt.

Sollen Flüssigkeiten in den Körper eingebracht werden, so geschieht dies zumeist über Infusionen. Hierzu wird ein periphervenöser Katheter (Venenverweilkanüle) oder ein zentraler Katheter benutzt. Man unterscheidet hierbei:

- Kurzinfusionen (ca. 100 ml über 30 Minuten)

oder

- Dauerinfusionen (größere Mengen (> 100 ml) über mehrere Stunden (nicht selten 24 Stunden am Tag)).

Infusionen können freilaufend durch die Schwerkraft gesteuert oder über eine Infusionspumpe bzw. Spritzenpumpe verabreicht werden.[38]

---

[38] vgl. Andrae, S./ Baier, G./ Bäumler, Chr. et al. (2012), S. 584

Die Indikationen von Infusionen sind wie folgt zu benennen:

- Erkrankungen mit hohem Elektrolyt- und Flüssigkeitsverlust (z.B. chronisches Erbrechen, massive Diarrhöe, Verbrennungskrankheit)
- Perioperativer Flüssigkeitsversorgung (vor, während und nach Operationen)
- Notwendigkeit einer parenteralen Ernährung (Umgehung des Magen-Darm-Traktes)
- Medikamentöse Unterstützung des Patienten z.B. durch schmerzstillende Mittel (Analgetika)
- Gestörter Säure-Basen-Haushalt (Azidose, Alkalose)[39]
- Offenhalten von Gefäßen.[40]

Als Ziele von Infusionen sind zu formulieren:

- Ausreichende parenterale Ernährung durch Gabe von Grundnahrungsstoffen (Fett, Eiweiß, Kohlenhydrate, Vitamine und Spurenelemente),

---

[39] zit. in Andrae, S./ Baier, G./ Bäumler, Chr. et al. (2012), S. 584

[40] vgl. Lauster, M./ Drescher, A./ Wiederhold, D./ Menche, N. (Hrsg.) (2014), S. 643

- Aufrechterhaltung bzw. Verbesserung des Flüssigkeitsvolumens,
- Aufrechterhaltung bzw. Wiederherstellung der Elektrolytkonzentration,
- Aufrechterhaltung bzw. Wiederherstellung eines konstanten osmotischen Drucks,
- medikamentöse Versorgung.[41]

Die Schülerin/ der Schüler sollte eigenverantwortlich die notwendigen und richtigen Schritte umsetzen können. Dazu gehören neben der Benennung der Infusionsziele auch die Indikationen.
Daneben ist der/ die Auszubildende in der Umsetzung und den Anschluss von Infusionen vorab geschult.

Es bedarf stets eines kritischen Blicks auf die eigenen Handlungen, aber auch auf die Verordnungen des Arztes, um das Ziel der Infusion zu erreichen. Dabei ist zu beachten, was der jeweilige Arzt für die entsprechende Infusion entschieden hat: Zeitraum der Infusion, Geschwindigkeiten des Durchflusses und evtl. Zusätze der Infusionslösung. Der Arzt verlässt

---

[41] zit. in Andrae, S./ Baier, G./ Bäumler, Chr. et al. (2012), S. 584

sich auf die ordentliche und fehlerfreie Durchführung der Infusion gemäß der von ihm erteilten Anordnung. Oft ist es ihm nicht möglich, die Anordnung (aus zeitlichen Gründen) noch zu kontrollieren. Deswegen ist auch die Dokumentation der Pflegefachkraft bzw. des Schülers von großer Bedeutung für den weiteren Behandlungsverlauf.

4.2 Durchführung

4.2.1 Die Blutentnahme/ Die Injektion

Zunächst wurde entschieden, eine kapillare Blutentnahme bei der Patientin Anneliese M. (79) vorzunehmen. Frau M. ist kein ängstlicher Typ und hat aufgrund ihres Alters schon viele Blutentnahmen erlebt.
Man bevorzugt die kapillare Blutentnahme, um eine schnelle Blutzuckerbestimmung, ein Neugeborenen-Screening oder eine Blutgasanalyse vorzunehmen. Auch die Hb-Bestimmung (Hämoglobin-Wert-Bestimmung) und die INR-Kontrolle im ambulanten Bereich kann hierdurch durchgeführt werden.

Um die Umsetzung fehlerfrei durchzuführen, haben sich Sr. Sabine N. und Andreas L. entschieden, zunächst bei Herrn Paul P. (81) eine Blutentnahme zur Bestimmung seines

Blutzuckerwertes vorzunehmen. Sowohl Herr P. als auch Frau M. haben ihre Bereitschaft erklärt, die Ausbildung von Andreas L. zu unterstützen und der Behandlungspflege durch Andreas L. mit der Praxisanleiterin zugestimmt. Herr P. und Frau M. haben keine dementiellen Veränderungen und benötigen daher keine Unterstützung seitens einer Betreuerin oder eines Betreuers; bei Frau St. ist dies aber nicht der Fall - sie benötigt die Zustimmung ihres Betreuers, die dieser vorab - nach Rücksprache mit Frau M. - gab.

Sr. Sabine N. zeigt Andreas L. Schritt für Schritt die Vorgehensweise bei der Blutzucker-Messung und Insulin-Spritzung beim Patienten Herrn Paul P.. Dabei achtet Sr. Sabine N., dass sie Andreas L. in übersichtlicher, verlangsamter Weise die Notwendigkeiten (Beobachtungen, Handlungen etc.) beibringt und Fragen umgehend beantwortet bzw. Schwierigkeiten anspricht.

Nachdem Andreas L. die Schritte erkennen und erfahren hatte, soll er nun den Blutzucker von Frau Annelies M. messen und informiert die Patientin über sein Vorhaben. Frau M. stimmt zu und so versucht Andreas durch ein leichtes Massieren des herunter hängenden Arms und der vorgesehenen Punktionsstelle am Mittelfinger die Durchblutung zu verbessern. Es ist für Andreas auch möglich, am Ohrläppchen oder den anderen Fingern die Punktion vorzunehmen. Doch Frau M. bevorzugt den Mittelfinger der linken Hand. Dies hat Andreas richtigerweise vorab erfragt.

Für die bevorstehende Injektion hat der Schüler Andreas L. folgende Materialien vorzubereiten:

- Blutzuckermeßgerät mit Teststreifen,
- BZ-Sticks (Lanzette) zur kapillaren Blutentnahme (Bluttropfen),
- Arzneimittel, in diesem Fall eine Insulinlösung, die sich in einem Spritz-PEN befindet,
- Zellstofftupfer zum Abtupfen der Injektionsstelle nach Desinfektion bzw. Abtupfen der blutigen Stelle zur Abnahme des Bluttropfens für die Blutzuckermessung,
- Abwurfgefäß für die nach Injektion zu verwerfenden Spritzen spitzen.

Andreas L. hat somit alles vorbereitet und mit der Praxisanleitung abgestimmt. Sämtliche Instrumentarien und Materialien hat er auf ein Spritztablett, das er vorab desinfiziert hatte (Wischdesinfektion), gestellt.

Es ist vorgeschrieben, sog. sichere Instrumente zu verwenden. Die Praxisanleitung Sr. Sabine N. zeigt dem Auszubildenden die Vorgehensweise und lässt sich die Funktionsweise der sicheren Instrumente und den Sinn, den diese Instrumente haben, vom Auszubildenden Andreas L. erklären.

Nachdem Andreas die Handschuhe übergestreift hat, packt er die Lanzette (Einstechhilfe) aus der Verpackung heraus. Er nutzt eine *automatische* Lanzette[42], da er die Erfahrung machen musste, dass bei einer nicht automatischen Vorgehensweise die Punktion für den jeweilig betroffenen Patienten schmerzhafter sein kann und auch manchmal nicht so tief geht. Letzteres hat zur Folge, dass kein oder kaum Blut zu erhalten ist, um den Teststreifen ausreichend mit Blut zu befeuchten. Der Teststreifen wird vorab in das BZ-Gerät hineingesteckt und einem Kontroll-Lauf unterzogen.
Vor dem Einstich desinfiziert Andreas L. die ausgesuchte Stelle am Mittelfinger. Nach dem Einstich formiert sich ein Bluttropfen, der zunächst abgetupft wird, da das Desinfektionsmittel und der erste Blutstropfen den BZ-Wert

[42] Durch den Druck auf einen federbasierte Automatismus der Einstichhilfe, wird schnell, weitestgehend schmerz- und komplikationsfrei eine spitze Nadel in die Haut gestoßen, um umgehend einen Blutstropfen zu erhalten.

verfälschen können. Durch leichten Druck auf den Mittelfinger mit der Einstichstelle kommt ein zweiter Blutstropfen, der umgehend auf den Teststreifen platziert wird. Nach einer Zeit von ca. 4 bis 5 Sekunden zeigt das Gerät den aktuellen Blutzuckerwert (BZ-Wert) an.

Dieser Blutzuckerwert von Frau M. wird mit einem Schema verglichen, das die Hausärztin Frau Dr. S. anhand der bisherigen Blutzuckerwerte von Frau M. erstellt hat. Der von Andreas L. gemessene Wert zeigt in unserem Fall einen Wert von 205 mg/dl[43] an. Frau M. bekommt „nach Schema" nun 12 I.E. (Einheiten („Internationale Einheiten" [44] .)) Insulin (Kurzzeitinsulin; hier: Injektionslösung „Fisap") gespritzt, das kurzfristig wirkt.
In den Abendstunden wird ein anderer Wirkstoff verwendet (Langzeitinsulin; hier: Injektionslösung „Lantus"), da sich dieser langsamer ausbereitet und der Nachtruhe der

---

[43] Bei Menschen ohne Diabetes liegt der Glukosespiegel im Blut „nüchtern" (nach 8 bis 10 Stunden
ohne Nahrung) unter 100 bis max. 120 mg/ dl (Milligramm pro Deziliter) beziehungsweise unter 5,5 Millimol pro Liter (mmol/l). Nach dem Essen steigt der „Blutzuckerwert" (BZ-Wert) gewöhnlich nicht über 140 mg/dl (7,8 mmol/l). Frau M. hat also ein viel zu hohen BZ-Wert.

[44] In der Diabetologie wird die Abkürzung auch für „Insulin-Einheiten" verwendet.

Patientin M. Rechnung trägt. Auch dies wurde von der Hausärztin Frau Dr. S. angeordnet.

Um die Spritze zu setzen, darf Andreas L. nur subkutan (abgekürzt: s.c.) spritzen.

Andreas L. nutzt für die Injektion einen PEN, der das entsprechende Insulin („Fisap") beinhaltet. Er befestigt durch Drehen an der Spritze eine dünne kleine Spritznadel und zieht die Schutzkappe ab.

Andreas L. bereitet nun in Anwesenheit und unter Beobachtung der Praxisanleiterin Sr. Sabine N. die Injektion für Frau M. vor. Dabei achtet er darauf, dass die Spritze nicht an derselben Stelle injiziert wird, wie beim vorherigen Male. Eine Regel besagt, dies genau auf der gegenüberliegenden Seite zu machen (im Gleichklang des Uhrzeigersinns, ca. zwei Querfinger breit vom Bauchnabel entfernt). Von dieser Regel wird vielfach abgewichen, doch wird sie als sinnvoll z.B. im Hinblick auf die Vermeidung von Lipomen oder Hämatomen erachtet und entsprechend umgesetzt. Schülerinnen und Schüler sollten daher diese Regel wissen und sich an diese halten.
Dann dreht Andreas L. an dem Kopf des PEN bis sich die Zahl „13" zeigt. Andreas L. spritzt eine Einheit in die Luft, um zu sehen, dass die

Spritze gängig ist. Damit sind nich 12. I.E. eingestellt. Hiernach bittet er Frau M., ihren (Unter-)Bauch frei zu machen. Durch die Pflegedokumentation weiß Andreas L., wann Frau M. ihre letzte Spritze erhielt, wie viele Einheiten sie bekommen hat und wo in etwa diese Spritze beim letzten Mal platziert wurde.

Andreas L. schüttelt den PEN mit der Lösung hin und her und zählt dabei bis 20 (in Gedanken). Besonders bei neu angebrochenen PEN ist diese Vorgehensweise wichtig. Vorher hat sich Andreas L. vergewissert, ob das Verfallsdatum des PEN noch nicht abgelaufen ist. Dieses wurde beim Anbruch des PEN gemeinsam mit dem Anbruchdatum auf einen Klebestreifen mit dem Namen der Patientin M. auf den PEN geklebt.

Andreas L. desinfiziert die Stelle am Oberbauch in der Nähe des Bauchnabels auf der linken Seite, da die letzte Injektion gem. Pflegedokumentation rechts geschah. Er tupft die überschießende Desinfektionsflüssigkeit (Hautdesinfektion) ab, injiziert mit gerader Nadel die PEN-Lösung und wartet den Einfluss der Lösung ab. Er zählt hierbei langsam bis 10 (in Gedanken), um so die Verteilung der Einspritzlösung in das Gewebe zu erreichen.

Hiernach zieht der Auszubildenden Andreas L. schnell die Spritze aus dem Gewebe und entsorgt die losen Teile des PEN in den Kanülenabwurfbehälter. Dabei achtet der Schüler darauf, sich beim Abdrehen des Spritzkopfes nicht selbst zu verletzten. Hierzu sind die Vorrichtungen am Deckel des Kanülenabwurfbehälters nützlich und sinnvoll. Andreas L. dokumentiert die Injektion (I.E. und Ort der Einstichstelle). Ebenso fragt er die Patientin Frau M., wie sie sich fühlt, um etwaigem Unwohlsein umgehend entgegenwirken zu können.[45]

4.2.2 Die Infusion

Infusionen dürfen erst kurz vor ihrer Verabreichung gerichtet und vorbereitet werden. Es soll damit sichergestellt werden, dass Erreger keine Zeit zum Eintritt sowie zur Vermehrung haben und ggf. dem Patienten schaden können.[46] Aus diesem Grunde ist die Durchführung einer Infusionstherapie Aufgabe des Arztes, der die Vorbereitung, praktische Durchführung und Überwachung aber an die Pfle-

---

[45] Siehe hierzu auch Lauster, M./ Drescher, A./ Wiederhold, D./ Menche, N. (Hrsg.) (2014), S. 869ff.

[46] Das Richten einer Infusion bis zu ihrer Verabreichung sollte eine Stunde nicht überschreiten. vgl. Andrae, S./ Baier, G./ Bäumler, Chr. et al. (2012), S. 585

genden mit entsprechender Handlungskompetenz delegieren kann.

Von den Pflegefachkräften kann die Durchführungskompetenz in der Weise vorgenommen werden, dass sie für

- die Vorbereitung von Infusionslösungen,
- das Zumischen von Arzneimitteln zur Infusionslösung,
- das Auswechseln von Infusionslösungen bei bestehendem Zugang,
- das Auswechseln der Zu- und Überleistungssysteme sowie
- die Überwachung und Steuerung des Infusionsablaufs

verantwortlich zeichnen.

Nach entsprechender Weiterbildung können von Pflegefachkräften zusätzlich die Aufgaben

- des Anlegens von Infusionen und
- die Injektion von Arzneimitteln in die Zuspritzvorrichtung der Infusionszuleitung oder Venenverweilkanülen

durchgeführt werden.[47]

---

[47] zit. Lauster, M./ Drescher, A./ Wiederhold, D./ Menche, N. (Hrsg.) (2014), S. 643

Die Vorbereitung einer Infusion und die Aufklärung der Patientin - hier: Frau Marie St. (83) - entsprechen jenen einer Injektion.[48] Zusätzlich bedarf es der Information über

- die Dosierung,
- die Infusionsabfolge,
- die Einlaufgeschwindigkeit (Tropfen/ Min. oder ml/ Std.)
- die Applikationsart (über den periphervenösen Zugang, den zentralen Venenkatheter oder die Infusionspumpe) sowie
- eventueller Zusatzarzneimittel.

Alle Infusionslösungen müssen steril[49] und pyrogenfrei[50] sein.[51]

Sr. Sabine N. und der Auszubildende Andreas L. bereiten gemeinsam die benötigten Materialien für eine Infusion bei der Patientin Marie St. auf einer sauberen, wischdesinfizierten Arbeitsfläche vor.

---

[48] siehe Kapitel 4.2.1; S. 28ff.
[49] keimfrei
[50] frei von fiebererzeugenden Substanzen
[51] zit./ vgl. Lauster, M./ Drescher, A./ Wiederhold, D./ Menche, N. (Hrsg.) (2014), S. 643

- die Infusionslösung mit Aufhängeeinrichtung,
- den Infusionsständer,
- das alkoholische Desinfektionsmittel,
- das sterile Infusionsbesteck,
- den Bakterienfilter,[52]
- den Dreiwegehahn und
- ggf. die verordneten Arzneimittel zum Zumischen.[53] [54]

Frau Marie St. (83) soll eine Infusion mit Kochsalz (NaCl) erhalten, da sie sich seit einigen Tagen erfolgreich weigert, Flüssigkeiten zu sich zu nehmen. Es besteht eine Patentenverfügung von Frau Marie St., die aber diesen Fall nicht abdeckt. Der vorab befragte Betreuer von Frau St. hat der Infusion zugestimmt.
Der zuständige Oberarzt hat daraufhin die umgehende Infusion von 500 ml NaCl (0,9 %) mit einer Laufgeschwindigkeit von 120 ml/ Std. angeordnet.

---

[52] In diesem Fall gesondert vom Arzt vorgesehen.
[53] Dieser Punkt wird nur aufgrund der Vollständigkeit halber aufgeführt; er ist in unserem Fall zu vernachlässigen, da Frau Marie St. eine NaCl-Lösung erhält, für die ärztlicherseits keine zusätzlichen Arzneimittel vorgesehen sind.
[54] zit. Lauster, M./ Drescher, A./ Wiederhold, D./ Menche, N. (Hrsg.) (2014), S. 643

Die Patientin ist über die geplante Maßnahme stets zu informieren, das gilt auch, wenn Frau St. bewusstlos wäre. Störende Kleidungsstücke und Schmuck sind von der Patientin abzulegen; Frau Marie St. ist bequem zu lagern.[55]

Sr. Sabine N. zeigt Andreas L. jede einzelne Pflegemaßnahme langsam und verständlich; sie beantwortet ihm alle Fragen umfassend. Dabei klärt sie den Auszubildenden über die Notwendigkeiten, mögliche Komplikationen und Fehlervermeidungen auf. Andreas L. wird in die Handlungen der Sr. Sabine N. einbezogen, in dem er die Materialien anreicht oder zur Unterstützung anhält. Dabei wird er auf die Notwendigkeit der Fokussierung auf die Patientin Marie St. hingewiesen; von Sr. Sabine N. etwaig gestellte Fragen zu theoretischen Inhalten beantwortet der Auszubildende während der Handlungen der Praxisanleiterin.
Auf etwaige Verschlechterungen des Allgemeinzustands von Frau Marie St. ist umgehend zu regieren; ggf. die Infusion abzubrechen und der Arzt zu informieren bzw. herbei zu holen.[56]

---

[55] vgl. Andrae, S./ Baier, G./ Bäumler, Chr. et al. (2012), S. 585

[56] zit./vgl. Lauster, M./ Drescher, A./ Wiederhold, D./ Menche, N. (Hrsg.) (2014), S. 643ff.

Sr. Sabine N. und Andreas L. ziehen unsterile Einmalhandschuhe in ihrer jeweiligen Größe an, um den Hautkontakt mit den Infusionsmaterialien zu vermeiden.
Folgende Instrumente werden gerichtet:

- der Infusionsbeutel wird auf Unversehrtheit, Verfallsdatum, Trübung, Kristallisierung oder Ausflockungen kontrolliert;
- die Verschlussabdeckung der Infusionsflasche wird entfernt;
- die Einstichstelle an der Infusionsflasche wird desinfiziert, die Einwirkzeit wird beachtet;
- das Infusionsbesteck wird ausgepackt, der Durchflussregler und das Belüftungsventil geschlossen;
- der Dorn des Infusionsbestecks wird in den schräg gehaltenen Beutel mit der NaCl-Lösung gestochen;
- der Infusionsbeutel wird angehängt;
- die Tropfkammer wird durch das Komprimieren und das Loslassen zu 2/3 (bis zur Markierung gefüllt);
- das Belüftungsventil wird geöffnet;
- der Durchflussregler wird langsam so geöffnet, damit sich die Infusionslösung blasenfrei füllen kann, hiernach wird der Durchflussregler wieder verschlossen;

- der Infusionsbeutel wird mit einem Patientenaufkleber beschriftet (mit Angabe des Handzeichens der Pflegefachkraft, des Datums und der Uhrzeit);[57]
- der Durchflussregler wird nun so eingestellt, dass die verordnete Menge an NaCl-Lösung über die Vene in den Körper einfließen kann.
- das Überleitsystem ist evtl. mit einem Pflaster am Unterarm von Frau St. zu fixieren, um Abknickungen und damit einer Thrombophlebitis zu vermeiden.

Eine Zumischung von Arzneimitteln ist für Frau Marie St. ärztlicherseits nicht vorgesehen. Da Frau St, einen periphervenösen Zugang vom Stationsarzt vorab gelegt bekommen hat, wird die Infusionslösung über einen

---

[57] Um die genaue Durchflussmenge von 120 ml/ Std. zu erreichen, sollte einen Infusionspumpe genutzt werden; anderenfalls - und dies ist bei der Gabe von NaCl oft der Fall, ist die Regelung der Tropfgeschwindigkeit so einzustellen, dass in etwa 4 Stunden und 10 Minuten die Flüssigkeit durchgelaufen ist. Dies kann durch Erfahrung (der Pflegefachkraft) am Durchlaufregler geschehen; ist aber nicht als sicher zu beurteilen. Die Infusionspumpe lässt die Durchlaufgeschwindigkeit sicherer einstellen und wird daher zunehmend bevorzugt. Dies gilt insbesondere bei Nahrungen über die PEG oder Arzneimittel (z.B. in der Chemotherapie).

entsprechenden Schlauch mit einem sog. Luer-Lock-Anschluss zum Venenkatheter verbunden. Hiernach wird die vom Arzt oder der delegierten Pflegefachkraft vorgeschriebene Infusionsgeschwindigkeit, hier: Tropfen/ Min., eingestellt.
Um die Gefahr einer Thrombose zu vermeiden, ist es unbedingt wichtig, vor und nach dem Einlaufen der Infusionslösung eine Einspritzung mit ca. 5 bis 10 ml NaCl 0,9%[58] vorzunehmen. Obwohl hier einen NaCl-Lösung an Frau Marie St. verabreicht werden soll, ist auch hier dieser Vorgang wichtig umzusetzen. Der Katheter kann bereits durch Blut- oder Medikamentenrückstände vorheriger Infusionen verklebt und schwer durchlässig sein. Durch die Spritzung vor einer Infusion mit NaCl wird vermieden, dass die neue Infusion daneben („para") läuft, weil der Katheter nicht alle Flüssigkeit durchlässt. Im Nachhinein ist die „Spülung" mit NaCl wichtig, um ein Verkleben des Katheters prophylaktisch zu vermeiden. Nachdem die Infusionslösung eingeflossen ist, wird der Katheter durch ein dafür vorgesehenen Pfropfen („Katheterverschluss") wieder verschlossen.

[58] Hierzu gibt es bereits vorbereitete Spritzen, die einfach zu handhaben sind; siehe hierzu auch: https://de.wikipedia.org/wiki/Peripherer_Venenkatheter, abgefragt am 13.10.2021

Nach dem Legen der Infusion ist die Patientin St. einige Minuten zu beobachten, ihr Allgemeinzustand ist streng zu beobachten und wahrzunehmen (z.B. Unverträglichkeitsreaktionen, Zustand der Einstichstelle, Vitalzeichenkontrolle, Atmung, etwaige Komplikationen (Verstopfung des Katheters, das Einlaufen der Infusionsflüssigkeit neben die Einstichstelle („para" laufen)).

Die gebrauchten Materialien sind in den dafür vorgesehenen Behälter zu entsorgen. Die genutzten Flächen sind wie die Hände zu desinfizieren (Wischdesinfektion bzw. Hautdesinfektion (unterschiedliche Desinfektionsmittel)); die Dokumentation in die Patientenakte Frau St.s ist vorzunehmen (Datum und Zeit der Infusion, Infusionsbezeichnung, Menge, eingestellte Tropfenzahl gem. ärztlicher Verordnung, Einlaufbeginn, alle durchgeführten Pflegemaßnahmen und Beobachtungen sowie außergewöhnliche Reaktionen des Körpers (z.B. rote Fleckenbildungen (Allergien?)).[59]

Frau St. ist darüber zu informieren, dass sie sich bei Veränderungen ihres Zustands (z.B. bei Übelkeit, Schmerzen (allgemein und be-

---

[59] Bei außergewöhnlichen Reaktionen sollte umgehend ein Arzt oder eine Ärztin hinzugezogen werden.

sonders am periphervenösen Zugang)) umgehend über die befindliche Rufanlage zu melden habe. „Lieber einmal mehr als zu wenig“, sollte ihr gesagt werden.[60]

Frau Sabine N. und Andreas L. vereinbaren, alle 30 Minuten nach der Patientin zu sehen. Dies geschieht auch im Hinblick auf eine möglicherweise auftretende dementielle Veränderung Frau St.s und der damit bestehenden Überlegung, dass die Patientin sich bei Vorkommnissen selbst nicht adäquat melden kann.

[60] vgl. Andrae, S./ Baier, G./ Bäumler, Chr. et al. (2012), S. 585

5. Beurteilung der Durchführung

Um die Lernerfolge des Schülers Andreas L. durch die Praxisanleitung gewährleisten zu können, bedarf es eines stetigen Austausches über den Lernstand des Auszubildenden Andreas L. durch die Praxisstätten und die Pflegeschule. Dabei ist insbesondere die gezielte Beobachtung der Praxisanleitung von Handlungen des Auszubildenden notwendig, um so Rückschlüsse auf das Vorhandensein beruflicher Praxiskompetenzen zu ziehen.[61]

Die Beurteilung von Lernerfolgen kann in zwei Schritten erfolgen:[62]

- **Schritt 1:** Beobachten der von den Auszubildenden durchgeführten Handlung(en)
- **Schritt 2:** Beurteilung der bereits erworbenen Kompetenzen des Auszubildenden

Es ist wichtig, dass für Schritt 1 ein kurzes, frei geschriebenes Protokoll durch die Praxisanleitung während der praktischen (Teil-) Prüfung und Wiederholungshandlungen erstellt wird. Der Beurteilung der Durchführungshandlung

[61] vgl. Knoch, T. (2019), S. 65
[62] zit. Knoch, T. (2019), S. 65

von Andreas L. wird damit aber nicht vorgegriffen, auch ein Einfluss auf die Endbenotung sollte vermeiden werden.

Schritt 2 bedarf einer transparenten, kompetenzorientierten Beurteilung der vom Schüler Andreas L. gezeigten Handlung, welche durch die Verwendung eines Beurteilungsbogens geschehen kann. Der Beurteilungsbogen ist im Rahmen der Vorbereitung der praktischen Anleitung und/ oder Prüfung durch die Praxisanleitung dem Auszubildenden unausgefüllt auszureichen, um ihm die Schwerpunkte der Prüfung(en) darzulegen. Der Beurteilungsbogen gibt in der Darstellung einer Matrix die Gütekriterien und eine Bewertungssystematik vor, die zum einen für den Schüler als auch für die Praxisanleitung Transparenz und in deren Folge Akzeptanz schafft.[63]

5.1 Selbsteinschätzungen des Schülers

Für die Beurteilung des eigenen Handelns ist es von großer Bedeutung, so dass der Schüler – hier: Andreas L. – die eigenen Leistungen reflektieren kann. So ist stets eine umfassende Vorbereitung des Handelns – und dies nicht nur zur Prüfungssituation – wichtig.

---

[63] vgl. Knoch, T. (2019), S. 66

Handelt es sich z.B. um eine Infusion, so hat der Schüler umfassend, konzentriert und genau die Materialien – wie die Infusionsbehälter nach Arztverordnung, das Infusionsbesteck nach DIN 58362, die Infusionsständer und das Desinfektionsmittel vorzubereiten, d.h. in Armweite auf einem Tisch und Tablett hingestellt haben.
Handelt es sich um eine Infusion mit einer Infusionspumpe sind weitere (andere) Maßnahmen zu bedenken. Dabei ist zum Beispiel wichtig, dass der Schüler in das Gerät von einer dafür berechtigten Person *vorher* eigewiesen und eingearbeitet wurde. Dies ist in einem entsprechenden Dokumentationsnachweis (Heft) - ausgestellt auf den Auszubildenden - einzutragen.

Diese Vorbereitungen, die Durchführung und später die Nachbereitung machen die Sicht auf den Patienten notwendig. Es ist *stets* der Blick auf das Wohlbefinden und die Situation des Patienten bzw. der Patientin zu richten, um bei Problemen umgehend eingreifen zu können.
Allein dies ist wichtig, um bei der Prüfungsbeurteilung zu einem guten Ergebnis kommen zu können, da diese Aufgaben existenziell für die Patientinnen und Patienten sein können.

Der Schüler Andreas L. hat also nicht nur sein Fachwissen zu präsentieren, sondern ist auch aufgefordert, sich selbst zu reflektieren und einzuschätzen. Hierzu hat die Praxisanleitung entsprechende Unterstützung, z.B. durch Hinweise auf bestimmte Prüfungssituationen, zu geben.

5.2 Beurteilung durch die Praxisanleitung

Die Praxisanleitung steht zum einen in der Verantwortung, die Anleitung des jeweiligen Themas durchzuführen, die bereits theoretisch im Schulunterricht durchgenommen wurde. Dies geschieht durch Erklärungen, das Zeigen und das Nachmachen lassen durch den Auszubildenden. Dabei hat die Praxisanleitung darauf zu achten, dass der Schüler die vorgemachten Tätigkeiten begreift und in die Lage versetzt wird, diese genau nachzuvollziehen und wiederholen zu können. Wichtig ist, dass die Praxisanleitung „lege artis" vorgeht, d.h., dass sie deutlich macht, wie wichtig eine konzentrierte, disziplinierte und umfassende Arbeits- und Vorgehensweise ist und sich an die theoretisch erlernten Vorgaben hält.[64] Anderseits ist für den Auszubildenden die Sinn-

[64] Dass es in der Alltagspraxis von Pflegefachkräften oft anders zugeht, hat hier keine Rolle zu spielen.

haftigkeit und Notwendigkeit der Handlungen zu verstehen.
Daher sind die Tätigkeiten der Praxisanleiterin Sr. Sabine N. und des nachmachenden Schülers Andreas L. stets *ohne Zeitdruck* umzusetzen. Wichtig ist die Erreichung des Ausbildungsziels - ohne Schädigung des Patienten – einer vom Arzt verordneten Blutentnahme, Injektion oder Infusion.
Wichtig ist auch die Erkenntnis der Praxisanleitung, eine Selbstreflektion umzusetzen. Dazu bedarf es der Rückschau und der Beurteilung des Schülers. Auch der Schüler sollte in der Lage sein, die Praxisanleitung beurteilen zu können. So sollte sein Blickwinkel auf das Verständnis der Erklärungen, auf das detaillierte Vormachen der Tätigkeiten und die Beurteilung, die Tätigkeiten selbständig und eigenverantwortlich durchführen zu können, gerichtet sein.

In jedem Fall ist es wichtig, dass die Praxisanleitung *deutlich und klar* eine Beurteilung ausspricht. Diese kann im Rahmen eines akzeptierten Noten- und Beurteilungssystems geschehen, weil ein solches System weitestgehende Transparenz und Objektivität ermöglicht. Der Schüler sollte wissen, wie er fachlich (hier: praktisch) beurteilt wird, was er verbessern und wie seine berufliche Entwicklung aussehen kann. Es wichtig, dass der Schüler nicht im Unklaren über seinen Leistungsstand bleibt. Es geht nicht um eine VER-urteilung, sondern um eine BE-urteilung. Dies muss auch durch die Praxisanleitung deutlich werden. Etwaige gegenseitige Dissonanzen oder Animositäten haben im Rahmen von Beurteilungen nichts zu suchen.

5.3 Beurteilungs- und Benotungsrichtlinien bzw. -kriterien

Das „Beurteilen“ wird wie folgt nach Schulze-Kruschke, Chr./ Paschko, F. (2011; S. 133) definiert: *„Praxisanleitende beobachten gezielt, deuten und schätzen das pflegerische Können und die Entwicklung Lernender ein.“*
Das „Bewerten“ und das „Beurteilen“ werden zumeist identisch verwendet, wobei die Bewertung auch die Benotung impliziert und damit der Leistung einen bestimmten Wert und ein bestimmtes Gewicht verleiht bzw. zuteilt.
Durch die Bewertung wird vielfach ein Studien- und Lernabschnitt beendet, so dass ein neues Thema beginnen kann. Damit wird ein Lernprozess über einen bestimmten Zeitraum zusammengefasst und als Basis eines Zwischenstandes des Ergebnisses des Gelernten nutzbar gemacht wird.

Schülerinnen und Schüler im Pflegeberuf arbeiten *gemeinsam* mit den Praxisanleitenden auf das staatliche Examen hin. Dabei ist es notwendig, dass sich die Praxisanleitung turnusgemäß in kleineren, zeitlichen Abständen einen Überblick über den Leistungsstand der Schülerinnen und Schüler verschafft. Hierdurch kann der durchschnittliche Wissenstand der Schülerinnen und Schüler transparenter erfasst werden.

Die (Zwischen-) Beurteilungen gehen zum Teil in die praktischen Noten der Zwischenzeugnisse ein und bilden die Grundlage für die praktische Examensnote, um dort noch die eine oder andere Fehlerquelle vorab beheben und korrigieren zu können.
Das fördernde und korrigierende Kritikgespräch im Rahmen z.B. eines Feedbacks ist für das pflegerische Handeln in einzelnen Lehr- und Anleitungssituationen wichtig und dient als Grundlage der Beurteilung von Schülerinnen und Schülern in der Praxisphase.[65]

---

[65] vgl. Schulze-Kruschke, Chr./ Paschko, F. (2011), S. 132f.

6. Reflexion der eigenen Anleiterrolle

Die Auszubildenden haben nach bestandener Prüfung nachstehende Kompetenzbereiche eigenverantwortlich und fachlich versiert umsetzen zu können:

i. Pflegeprozesse und Pflegediagnostik in akuten und dauerhaften Pflegesituationen verantwortlich zu planen, zu organisieren, zu gestalten, durchzuführen, zu steuern und zu evaluieren.

ii. Kommunikation und Beratung personen- und situationsorientiert gestalten können.

iii. Intra- und interprofessionelles Handeln in unterschiedlichen systemischen Kontexten verantwortlich gestalten und mitgestalten können.

iv. Das eigene Handeln auf der Grundlage von Gesetzen, Verordnungen und ethischen Leitlinien reflektieren und begründen können.

v. Das eigene Handeln auf der Grundlage von wissenschaftlichen Erkenntnissen und berufsethischen Werthaltungen und Einstellung reflektieren und begründen können.[66]

Ein Schwerpunkt des umfangreichen Aufgabenkanons einer Praxisanleitung ist u.a. die Gewährleistung der beruflichen Entwicklung der ihr zugeordneten Auszubildenden. Die komplexer werdende Handlungsfähigkeit von Schülerinnen und Schülern werden in der Ausbildungs- und Prüfungsverordnungen der Pflegeberufe wie folgt dargestellt:

- Kennenlernen des Praxisfeldes unter Berücksichtigung institutioneller und rechtlicher Rahmenbedingungen und fachlicher Konzepte.

- Mitarbeiten bei der umfassenden und geplanten Pflege alter (und kranker) Menschen einschließlich der Beratung, Begleitung und Betreuung sowie Mitwirken bei ärztlicher Diagnostik und Therapie unter Anleitung.

- Übernehmen selbständiger Teilaufgaben entsprechend des Ausbildungsstands in der umfassenden und geplanten Pflege alter (und kranker) Menschen einschließlich Beratung, Begleitung, Betreuung und Mit-

[66] zit. Knoch, T. (2019), S. 24f.

wirken bei ärztlicher Diagnostik und Therapie unter Aufsicht.

- Übernehmen selbständiger Projektaufgaben, z.B. bei der Tagesgestaltung oder bei der Gestaltung der häuslichen Pflegesituation .

- Selbständig planen, durchführen und reflektieren der Pflege alter (und kranker) Menschen einschließlich Beratung, Begleitung, Betreuung und Mitwirken bei der ärztlichen Diagnostik und Therapie unter Aufsicht.“[67]

Der Auszubildende Andreas L. hat nachstehende Lerngegenstände in der Pflegepraxis zu unterscheiden und anwenden zu können:

i. Aufmerksam-sein,
ii. pflegerische Einzelhandlungen gestalten,
iii. Urteile bilden,
iv. Arbeitsabläufe gestalten.[68]

Die bewusste Betrachtung während oder nach einer Handlung nennt man Reflexion. Sie kann sowohl von der Praxisanleitung als auch

---

[67] zit. Schulte-Krischke, Chr./ Paschko, F. (2011), S. 27
[68] zit. Schulte-Krischke, Chr./ Paschko, F. (2011), S. 41

vom Auszubildenden Andreas L. ausgehen. Der Erwartungshorizont und die Verfestigung oder Vertiefung des Gelernten werden durch die Reflexion beeinflusst oder erreicht.
Die Reflexion findet insbesondere in Prüfungs- und Ausbildungssituationen, vor allem, wenn die Praxisanleitung die Handlungen begleitet, statt.[69]

Der Auszubildende Andreas L. bringt wie alle Schülerinnen und Schüler Erlerntes in die Situation der Praxisanleitung ein, wobei im Laufe der Ausbildung sich zusätzlich ein Erfahrungswissen der Auszubildenden aufgebaut hat und im Rahmen der praktischen Überprüfungen abgerufen werden kann. Dieses kann durch Verhaltensgewohnheiten und Handlungsroutinen bei Auszubildenden durch die Praxisanleitung beobachtet werden.

In diesem Zusammenhang ist es wichtig, das Selbstbild des Auszubildenden zu erfahren. Hierzu gehören auch sein Vorstellungen und Einschätzungen zum Wissenstransfer zwischen Theorie und Praxis.[70]

---

[69] zit. Schulte-Krischke, Chr./ Paschko, F. (2011), S. 41
[70] zit. Schulte-Krischke, Chr./ Paschko, F. (2011), S. 52f.

Die Reflexion der eigenen Anleiterrolle befähigt Sr. Sabine N. das eigene Erleben in den Erfahrungsschatz und das Wissen zu implementieren. Jegliche Praxisanleitung lässt auch sie weiterentwickeln und vertieft ihr praktisches Fachwissen sowie hilft ihre pädagogischen Fähigkeiten zu verbessern und zu optimieren. Sr. Sabine N. kann durch die eigene Selbstreflexion als „Lernende" weiter reifen und etwaige, eigene Fehler korrigieren, die sie im (z.B. pädagogischem und fachlichem) Umgang mit Auszubildenden und Patienten bisher nicht beachtete oder vernachlässigte.

Hieraus ergibt sich eine partnerschaftliche Lernortkooperation von Praxisanleitung und Auszubildendem, die letztlich zu einer Zufriedenheit des Auszubildenden *und* der Praxisanleiterin führt. Wie in einem Regelkreis beeinflussen ich Ausbildungsqualität und Erweiterung des Erfahrungsschatzes gegenseitig positiv.[71]
Dies kann u.a. nur durch die Selbstreflexion der Anleiterrolle selbst; insbesondere durch die Praxisanleitung, geschehen, die für diesen Prozess empfänglich und offen ist.

[71] Siehe hierzu auch Knoch, T. (2019), S. 78ff.

7. Literatur- und Quellenverzeichnis

Andrae, Susanne/ Baier, Günter/ Bäumler, Christine et al. (2012)
Altenpflege in Lernfeldern. 3 in 1 - Pflege, Krankheitslehre, Anatomie und Physiologie, 2. Auflage, Stuttgart/ New York (Georg Thieme Verlag)

Brandenburg, Hermann/ Güther, Helen (Hrsg.) (2015)
Lehrbuch Gerontologische Pflege, 1. Auflage, Bern (Hogrefe Verlag)

Denzel, Sieglinde (2019)
Praxisanleiter - pflegen, ausbilden, begleiten, 4. Auflage; Stuttgart (Thieme)

Hundenborn, G.: (2007)
Fallorientierte Didaktik in der Pflege, München (ELSEVIR Urban & Fischer)

Knoch, Tina: (2019)
Praxisanleitung nach der neuen Pflegeausbildung. Die Vorgaben erfolgreich umsetzen. Unter Mitarbeit von Johanna Spies, Hannover (VINCENTZ NETWORK Verlag)

Lauster, Martina/ Drescher, Anke/ Wiederhold, Dagmar/ Menche, Nicole (Hrsg.) (2014)

Pflege Heute, 6. Auflage, München (ELSEVIER Verlag)

Lunk, Susanne (2019)
Praxisanleitung. In Altenpflegeeinrichtungen kompetent ausbilden, 4. Auflage, München (Elsevier)

Planer, Katarina (2010)
Haus- und Wohngemeinschaften. Neue Pflegekonzepte für innovative Versorgungsformen, Bern (Verlag Hans Huber)

Schulze-Kruschke, Christine/ Paschko, Frauke (2011)
Praxisanleitung in der Pflegeausbildung für die Aus-, Fort- und Weiterbildung. Unter Mitarbeite von Prof. Dr. phil. Anja Walter und der Verlagsredaktion, Berlin (Cornelsen Verlag)

Witzel, K./ Kaminski, C./ Rauschhardt, M./ Parzeller, M. (2007)
Die venöse Blutentnahme im klinischen Alltag [Taking venous blood samples in the daily routine of German hospitals]. Dtsch Med Wochenschr. 2007 Nov;132(47):2495-9. German. doi: 10.1055/s-2007-993089. PMID: 18027323.

Abkürzungsverzeichnis

Abs.	Absatz
AltPflG	Gesetz über die Berufe in der Altenpflege vom 17.11.2000 (Altenpflegegesetz)
AltPflAPrV	Ausbildungs- und Prüfungsordnung für den Beruf der Altenpflegerin und des Altenpflegers
BCG	Boston Consulting Group (amerikanisches Wirtschaftsberatungsunternehmen)
BMFSFJ	Bundesministerium für Familie, Senioren, Frauen und Jugend
BZ (-Wert)	Blutzucker (-Wert)
bzgl.	bezüglich

bzw.	beziehungsweise
ca.	circa, in etwa
d.h.	das heißt
DIN	Deutsche Industrienorm
engl.	englisch
etc.	et cetera
evtl.	eventuell
f.	folgende (Seite)
ff.	fortfolgende ((mehr als eine) Seiten)
gem.	gemäß

ggf.	gegebenenfalls
Hann.	Hannöversch
Hb(-Wert)	Hämoglobin(-Wert) (Hämoglobin = eisenhaltiges Eiweißmolekül in den Erythrozyten (rote Blutkörperchen))
I.E. oder IE	Internationale Einheit; bezeichnet die Konzentration des Insulins; in der Diabetologie wird hierzu auch die Bezeichnung „Insulin-Einheit(en) benutzt
IMC	Intermediate Care (-Abteilung/ -Station)

InEK	Institut für das Entgeltsystem im Krankenhaus
INR	International Normalized Ratio (Wert, der anzeigt, wie lange es dauert, bis das Blut gerinnt)
i.v.	intravenös
KHM	Klinikum Hannöversch Münden
KrPflAPrV	Ausbildungs- und Prüfungsordnung für die Berufe in der Krankenpflege
KrPflG	Gesetz über die Berufe in der Krankenpflege vom 16.07.2003 (Krankenpflegegesetz)
MDK	Medizinischer Dienst der Krankenversicherung

Min.	Minute(n)
ml	Milliliter
MVZ	Medizinisches Versorgungszentrum
NaCl	Natriumchlorid (Kochsalz)
o.a.	oben angeführt
OTA	Operationstechnische Assistent(en)
o.V.	ohne Verfasserangabe
PEN	Injektionsspritze für Diabetiker in Form eines dicken Kugelschreibers (pen = englisch für Kugelschreiber)
PflBG	Pflegeberufegesetz

S.	Seite(n)
s.c.	subkutan (lateinisch für „sub“ (unter) und „cutis“ (Haut)
Sr.	Schwester
Std.	Stunde(n)
TVöD	Tarifvertrag für den öffentlichen Dienstes
u.a.	und andere/m
UKM Göttingen	Universitätsmedizin (Universitätsklinikum) Göttingen
vgl.	vergleiche
vs.	versus (gegen)

z.B.	zum Beispiel
zit.	zitiert in/ nach
ZNA	Zentrale Notaufnahme
z.T.	zum Teil

Anlage

1. Präsentation

Anleitungsprozess:
Medizinische Pflege
Lernsituation: Blutentnahmen, Injektionen, Infusionen

Eibe HINRICHS
24.01.2022

Grundsätzliches

- **Allgemein** gesprochen, hat die Praxisanleitung u.a. die Aufgabe, die Auszubildenden schrittweise an die beruflichen bzw. die in den Gesetzen und Verordnungen genannten Erfordernisse einer Pflegefachkraft heranzuführen.

(Knoch, T. (2019), S. 22)

1

Grundsätzliches

Konkreter bedeutet dies aber:

- Auszubildende sind die **Zukunft** jeden Unternehmens.
- Es gilt, sie nicht nur auszubilden, sondern für den Beruf, das Team und das Unternehmen so zu interessieren, dass sie sich für eine **dauerhafte Beschäftigung** im Unternehmen und im Beruf entscheiden.

3

Grundsätzliches

- Es gilt, Empathie und Fachwissen der Auszubildenden in einer Kombination während der Ausbildung so zu vereinen, dass die Auszubildenden **herausfordert** werden, sich **positiv engagieren** sowie den Beruf als **sinnvoll und befriedigend** für sich selbst erfahren.
- Die Praxisanleitung ist ein **wesentlicher Faktor und Impulsgeberin,** um diese Ziele zu erreichen.

4

Die Auszubildenden haben nach bestandener Prüfung nachstehende Kompetenzbereiche **eigenverantwortlich** und **fachlich versiert** umsetzen zu können:

- Pflegeprozesse und Pflegediagnostik in akuten und dauerhaften Pflegesituationen **verantwortlich zu planen, zu organisieren, zu gestalten, durchzuführen, zu steuern und zu evaluieren.**

- Kommunikation und Beratung **personen- und situationsorientiert** gestalten.

5

- Intra- und interprofessionelles Handeln in unterschiedlichen systemischen Kontexten verantwortlich gestalten und mitgestalten.

- Das eigene Handeln auf der Grundlage von Gesetzen, Verordnungen und ethischen Leitlinien reflektieren und begründen können.

- Das eigene Handeln auf der Grundlage von wissenschaftlichen Erkenntnissen und berufsethischen Werthaltungen und Einstellung reflektieren und begründen können.

(Knoch, T. (2019), S. 24f.)

6

Fehlerquellen

- **Fehlerquellen entstehen auf die unterschiedlichste Art und Weise**

Daher bedarf es schon bei der Vorbereitung einer pflegerischen Maßnahmen

- eines konzentrierten Handelns,
- einer Vergewisserung, dass man in der Lage ist, die delegierten Pflegemaßnahmen durchführen zu können und
- eine klare Fähigkeit (psychisch, mental, gesundheitlich/ physisch) diese umzusetzen.

7

Fehlerquellen

- Die Pflegefachkraft und die Auszubildenden benötigen stets ein hohes Maß an **Selbstreflexion und Selbsteinschätzung**, was sie leisten können oder nicht.

- Das **Selbsteingeständnis** der Pflegefachkraft oder der/ dem Auszubildenden zu akzeptieren, dass eine Handlung für sie oder ihn nicht durchzuführen ist, ist demnach keine Schwäche, sondern als Stärke zu beurteilen.

8

Fehlerquellen

- **Es geht darum, die Patientinnen und Patienten *zu keiner Zeit* zu gefährden.** Jedes pflegerische Handeln muss derart geschehen, dass Auszubildende ihr gegenwärtiges und zukünftiges Handeln am Patienten stets gefahrenfrei ausrichten.

9

Rahmenbedingungen zur Praxisanleitung

- Die Praxisanleitung trägt die **haftungsrechtliche Verantwortung** für die sichere Pflege gegenüber dem pflegedürftigen Menschen.
- Der/ die Schüler/in wird **nur auf Weisung, unter Anleitung und unter Aufsicht** einer verantwortlichen Pflegefachkraft tätig.
- Der/ die Schüler/ in muss **stets die erforderliche Sorgfalt** walten lassen.
- Der/ die Schüler/in haftet - **dem Ausbildungsstand entsprechend** - für sein/ ihr Handeln.
- Die rechtliche Beurteilung eine Falls erfolgt immer **individuell** unter der Berücksichtigung des Ausbildungsstands des Schülers/ der Schülerin.

10

- Nachstehende Anforderungen werden an eine examinierte Pflegefachkraft zur Durchführung **einer Injektion** gestellt:

11

- Die Pflegefachkraft wurde **vom Arzt** mit der Durchführung **beauftragt**.
- Die Pflegefachkraft kennt **Indikationen und Kontraindikationen, Wirkungen** und mögliche **Nebenwirkungen** des Arzneimittels. Ist dies nicht der Fall, so muss sich die Pflegefachkraft zunächst darüber informieren. Kann sie die fehlende Information nicht einholen, muss sie die Injektion ablehnen.
- Die Pflegefachkraft beherrscht die geforderte **Injektionstechnik**.
- Die Pflegefachkraft vergewissert sich, dass **keine Gründe** vorliegen, die eine Durchführung der Verordnung zu gefährlich erscheinen lassen oder verbieten.

(Lauster, M./Drescher, A./Wiederhold, D./Menche, N. (Hrsg.)(2014), S. 636)

12

Für die bevorstehende Injektion hat der/ die Auszubildende **folgende Materialien** vorzubereiten:

- **Blutzuckermeßgerät** mit **Teststreifen;**
- **BZ-Sticks (Lanzette)** zur kapillaren Blutentnahme (Bluttropfen);
- Arzneimittel, in diesem Fall eine Insulinlösung, die sich in einem **Spritz-PEN** befindet:
- **Zellstofftupfer** zum Abtupfen der Injektionsstelle nach Desinfektion bzw. Abtupfen der blutigen Stelle zur Abnahme des Bluttropfens für die Blutzuckermessung;
- **Abwurfgefäß** für die nach Injektion zu verwerfenden Spritzen spitzen.

13

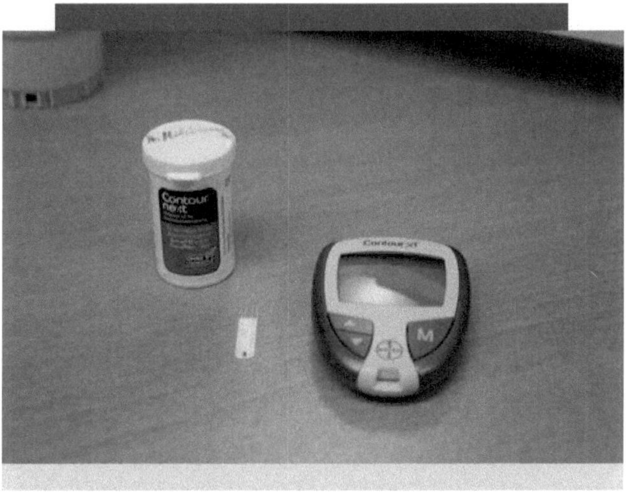
Contour
next
M

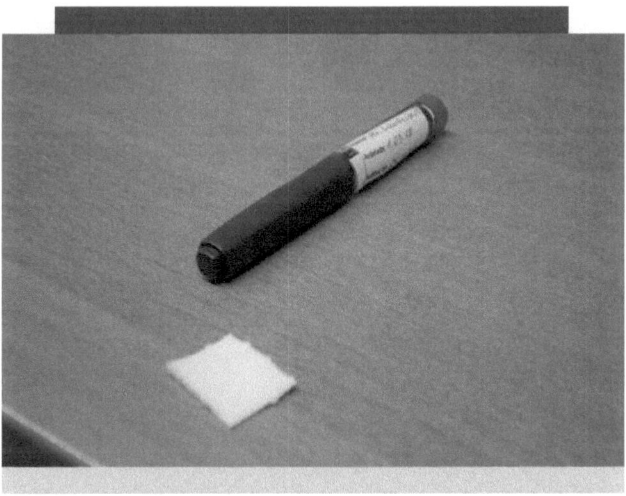

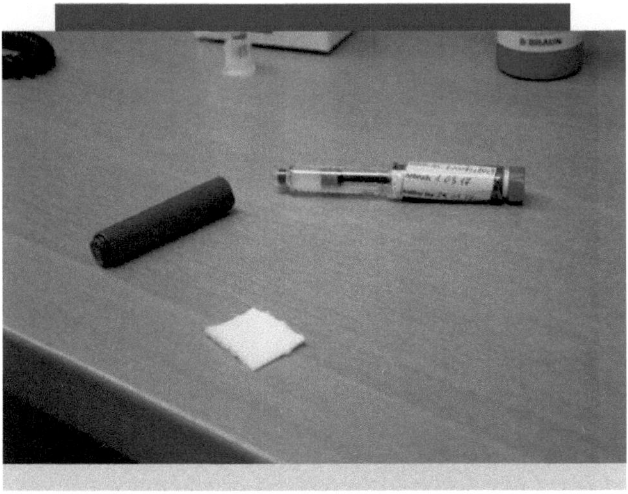

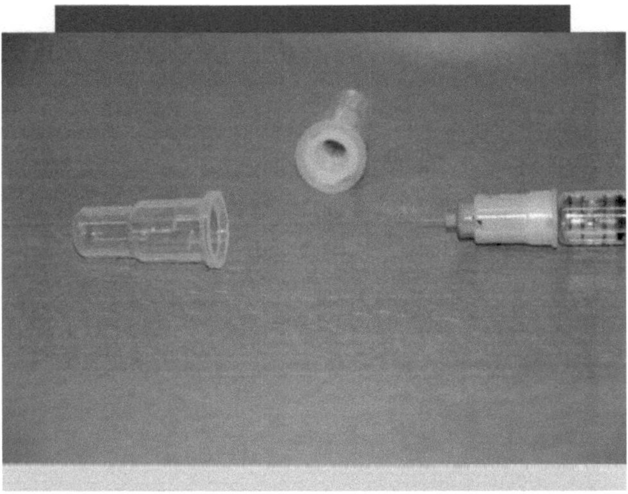

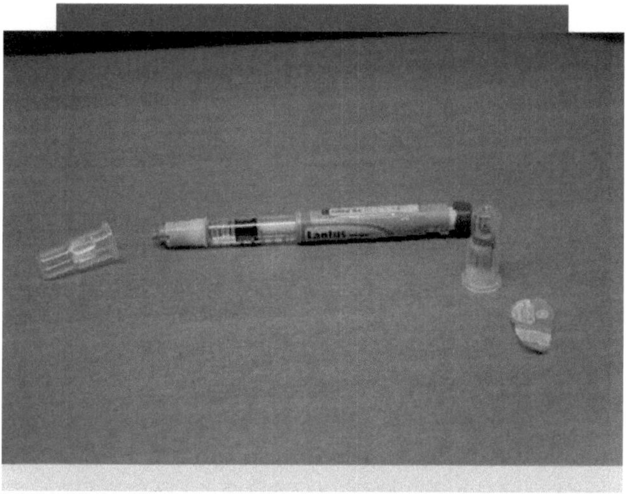
Lantus

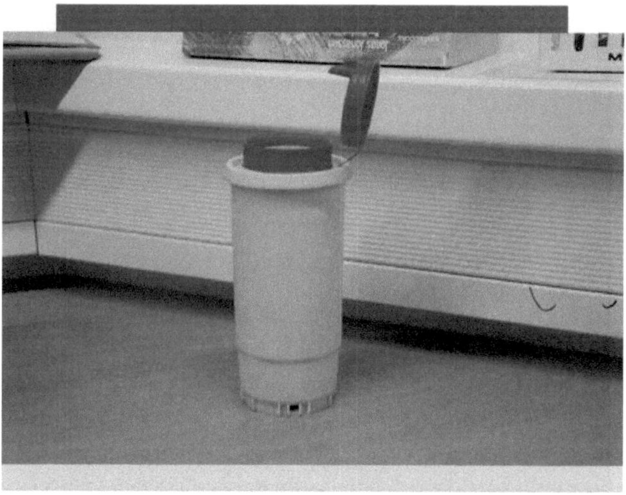

Die Beurteilung von Lernerfolgen kann in zwei Schritten erfolgen:

- **Schritt 1:** Beobachten der von den Auszubildenden durchgeführten Handlung(en)
- **Schritt 2:** Beurteilung der bereits erworbenen Kompetenzen des Auszubildenden

(Knoch, T. (2019), S. 65)

20

Selbsteinschätzungen des Schülers

- Für die Beurteilung des eigenen Handelns ist es von großer Bedeutung, dass der/ die Schüler /in die eigenen Leistungen reflektieren kann. So ist stets eine umfassende Vorbereitung des Handelns – und dies nicht nur zur Prüfungssituation – wichtig.

21

- Alle Vorbereitungen, die Durchführung und später die Nachbereitung machen **die Sicht auf den Patienten** notwendig. Es ist ***stets*** der Blick auf das Wohlbefinden und die Situation des Patienten bzw. der Patientin zu richten, um bei Problemen **umgehend** eingreifen zu können.

=>

Allein dies ist wichtig, um bei der Prüfungsbeurteilung zu einem guten Ergebnis kommen zu können, da diese Aufgaben **existenziell** für die Patientinnen und Patienten sein können.

22

Beurteilung durch die Praxisanleitung I

- Die Praxisanleitung steht zum einen in **der Verantwortung**, die Anleitung des jeweiligen Themas durchzuführen, die bereits theoretisch im Schulunterricht durchgenommen wurde. Dies geschieht durch **Erklärungen, das Zeigen** und **das Nachmachen** lassen.

23

Beurteilung durch die Praxisanleitung II

- Dabei hat die Praxisanleitung darauf zu achten, dass der Schüler/ die Schülerin die **vorgemachten Tätigkeiten begreift** und in die Lage versetzt wird, diese genau **nachvollziehen** und **wiederholen** zu können.

- Wichtig ist, dass die Praxisanleitung „lege artis" vorgeht, d.h., dass sie deutlich macht, wie wichtig eine **konzentrierte, disziplinierte und umfassende Arbeits- und Vorgehensweise** ist und sich an die theoretisch erlernten Vorgaben hält. Dass es in der Alltagspraxis von Pflegefachkräften oft anders zugeht, hat hier keine Rolle zu spielen.

24

Beurteilung durch die Praxisanleitung III

- In jedem Fall ist es wichtig, dass die Praxisanleitung ***deutlich und klar*** eine Beurteilung ausspricht. Diese kann im Rahmen eines akzeptierten Noten- und Beurteilungssystems geschehen, weil ein solches System weitestgehende **Transparenz und Objektivität** ermöglicht.

- Der Schüler/ Die Schülerin **sollte wissen**, wie er **fachlich (hier: praktisch) beurteilt** wird, was er **verbessern** und wie seine/ ihre **berufliche Entwicklung** aussehen kann.

25

Selbstreflexion der Praxisanleitung I

- Die Reflexion der eigenen Anleiterrolle befähigt die Praxisanleitung **das eigene Erleben jeder Prüfungssituation** in den Erfahrungsschatz und das Wissen zu implementieren.

- Jegliche Praxisanleitung lässt auch sie weiterentwickeln und vertieft ihr praktisches Fachwissen sowie hilft ihre pädagogischen Fähigkeiten **zu verbessern** und **zu optimieren**.

26

Selbstreflexion der Praxisanleitung II

- Hieraus ergibt sich eine **partnerschaftliche Lernortkooperation** von Praxisanleitung und Auszubildendem, die letztlich zu einem Zufriedenheit des Auszubildenden *und* der Praxisanleiterin führt. Wie in einem **Regelkreis** beeinflussen ich Ausbildungsqualität und Erweiterung des Erfahrungsschatzes gegenseitig positiv.

(Siehe hierzu auch Knoch, T. (2019), S. 78ff.)

27

Vielen Dank für Ihre freundliche Aufmerksamkeit.

E. Hinrichs

28